手把手教你家庭救护

U0260458

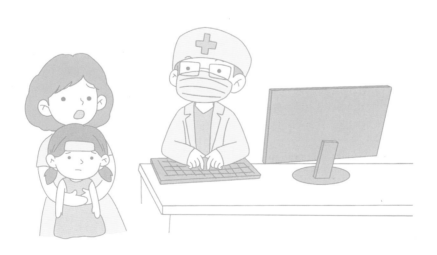

江苏凤凰科学技术出版社 · 南京

图书在版编目（CIP）数据

手把手教你家庭救护 / 曹健锋著 . -- 南京：江苏
凤凰科学技术出版社，2023.6
　ISBN 978-7-5713-3237-2

　Ⅰ . ①手… Ⅱ . ①曹… Ⅲ . ①急救－基本知识 Ⅳ .
① R459.7

中国版本图书馆 CIP 数据核字 (2022) 第 177264 号

手把手教你家庭救护

著　　　者	曹健锋	
责 任 编 辑	汤景清	
责 任 校 对	仲　敏	
责 任 监 制	方　晨	

出 版 发 行	江苏凤凰科学技术出版社
出版社地址	南京市湖南路 1 号 A 楼，邮编：210009
出版社网址	http://www.pspress.cn
印　　　刷	佛山市华禹彩印有限公司

开　　　本	718mm×1000mm　1/16
印　　　张	9.5
字　　　数	143 000
版　　　次	2023 年 6 月第 1 版
印　　　次	2023 年 6 月第 1 次印刷

标 准 书 号	ISBN 978-7-5713-3237-2
定　　　价	68.00 元

前　言

世界卫生组织报告显示：每年约有 90 万儿童因意外伤害死亡，意外伤害是世界各国 0～14 岁儿童死亡的首位因素，也是儿童致残的主要原因，其中半数以上的意外情况发生在家庭。这一情况令人痛心，却并不让人意外。

如大家所知，儿童精力旺盛，好奇心超强，他们的身体发育水平往往跟不上大脑求知欲的增长，又缺乏危险意识，这使得家长时时刻刻都必须关注孩子的一举一动。但无论家长多么细心，在成长的过程中，孩子难免会遇到一些意外事故，这些意外事故大部分时候是在家里、小区里发生的。

现在，我们的社会已经为孩子们提供了良好的医疗保障，在医院里，孩子的病痛能够被治愈、缓解。但许多发生意外的孩子往往在送到医院前，就可能会因为伤情过重、未得到及时有效的抢救而无法救治。专业的医疗服务并非万能，它受到时间、空间的限制，无法触及儿童在生活的每一刻、每一处。正因如此，家庭在应急救护中的地位越来越重要，家，往往也是紧急救护进行有效处理的"第一现场"。

身为孩子守护天使的家长，如果能掌握一定的科学急救知识，在孩子发生意外时就能及时进行有效处理，不仅能避免伤害进一步加重，为专业的医疗救护争取时间，甚至能在关键时刻挽救孩子的生命。相反，不当的处理则有可能对孩子造成更大的伤害、延误治疗，情况严重时，甚至可能成为导致孩子死亡的元凶。

做好家庭应急救护，对于挽救发生意外儿童的生命、避免更大伤害发生有举足轻重的作用。但急救知识那么多，到底什么才是最关键的？孩子平时会发生哪些意外？遇到意外时，家长又该如何处理？

　　为了回答这些问题，我写了这本书，告诉你家庭急救的理念和基本方法、快速就医的技巧和日常生活中儿童常见意外事故的处理方法，并在末尾附上了家庭药箱应当准备的常用物品。希望能够对各位爸爸、妈妈有所帮助，如果本书能帮助到哪怕一个孩子，让他更健康、更安全地长大，那将是我莫大的荣幸。

曹健锋

2022 年 7 月

CONTENTS 目录

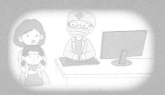

第三章　常见意外事故的家庭处理方法 /39

第一章

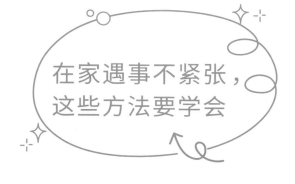

在家遇事不紧张，
这些方法要学会

家庭急救，两大原则五个要点

妈妈和 3 岁的孩子在家，妈妈在打扫卫生，孩子边吃零食边看电视。孩子在一阵大笑过后突然没了声音，两三分钟后妈妈看过来时，发现孩子脸色发青，怎么喊孩子都没有反应，她意识到不妙，急忙带着孩子赶往医院。到达医院医生检查后发现，孩子已经没有了心跳和呼吸。由于在来医院的路上耽搁了太多时间，孩子窒息的时间过长，虽然做了很长时间的心肺复苏，也没能挽回生命。

孩子遭遇意外，父母作为监护人，往往是最先察觉的。此时，如果父母也手忙脚乱，甚至采用错误的急救方法，那么不仅不能保护孩子，还会将孩子置于更大的危险之中；如果父母了解一些有效的急救知识，能够正确地急救，就能够为进一步治疗争取时间，让孩子转危为安。因此，作为父母，我们有必要了解一些基本的急救原则和要点。那么，为了能第一时间进行及时有效的救治，应该坚持哪些急救原则？在日常生活中又应该怎么去应对常见的情况呢？

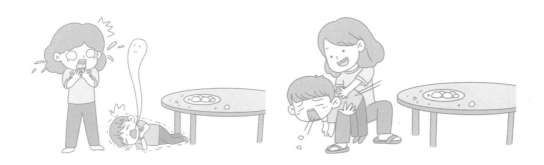

》 1分钟先了解

▶ 从本质来说，家庭急救是一种比较简单的自救或互救方式，包括冷静判断、快速处理和紧急转运等方面。在家庭急救时，不应过分拘泥于形式，而要充分利用现场可以应用的物品，让孩子快速稳定下来，缓解病情，就能为接下来的救治打下基础，等待急救人员的到来，再进行转诊救治。

▶ 储备更多的家庭急救知识，遇到紧急情况才能不慌不忙，准备充分才能提高处理效率，将孩子挽救于危急之中，真正成为孩子的"守护天使"。

》 家庭急救的原则

孩子受到伤害时，无论现场有多么混乱，家长都应该牢牢记住以下两个大原则。

▶ 1. 想办法保住性命

在意外发生时，家长第一时间应考虑如何保住孩子的性命。

首先，最重要的一点就是迅速远离伤害源头，让孩子处在安全的环境下，再开始急救。比如，孩子被烧伤，就应远离火源。但也要注意抢救的时限，一旦孩子脱离危险源头，就要立刻开始施救，切不可因为担心孩子不舒服而花太多时间选择环境。

远离伤害源头
保住性命

其次，心肺复苏术在急救中至关重要，这是因为儿童在受到致命的伤害时，往往最先出现的症状就是呼吸停止和心搏骤停。一旦出现呼吸停止和心搏骤停，黄金救援时间只有 4 分钟，超过 4 分钟，就会发生不可逆的缺血缺氧性脑损伤。因此，为了在紧急情况下保住孩子的性命，家长一定要学会心肺复苏术（具体的心肺复苏方法会在下一节中提及）。

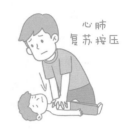

心肺
复苏按压

▶ 2. 尽量防止残疾发生

在孩子情况稳定、没有生命危险的前提下，家长应当尽量保护好损伤处，不要随意移动孩子，这是因为移动可能带来进一步的损伤，尤其是脊柱骨折时，移动可能损伤本来未受伤害的神经，轻则让孩子更加痛苦，重则导致残疾，会给孩子带来终生的遗憾。

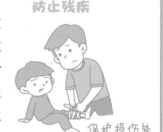

防止残疾

保护损伤处

》 不同情况下这样做

在记住了上面两个大的原则之后，家长可以遵循以下几条，来处理一些常见的、在很多意外时都可能发生的症状。

▶ 1. 急性腹痛

不要立即服用止痛药。腹痛是很多急性病的主要症状。止痛药可能会掩盖病情，如果孩子腹痛一直不能缓解，就要尽快去医院就诊。

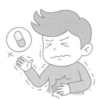

急性腹痛不要
立刻服止痛药

▶ 2. 出血

日常中的大部分出血是可以通过直接压迫止血的，即哪里出血按哪里；如果肢体出血需使用止血带结扎止血，要记录好结扎的时间，尽量缩短使用止血带时间，去医院的途中密切注意肢体远端血运情况。

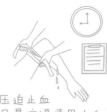

压迫止血
尽量缩短使用止血带时间

▶ 3. 触电

要立刻切断电源，同时就近寻找木棍和竹竿等绝缘物品挑开电线，如果孩子出现心搏骤停，要立即开始心肺复苏。

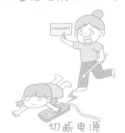

切断电源

▶ 4. 昏迷

无论何种原因导致的昏迷，都要让孩子保持侧卧位，并将头部稍微后仰，以保证呼吸道通畅，防止口腔分泌物、呕吐物等吸入呼吸道，引起窒息；更不要盲目给孩子喂食或喂水，防止误吸、窒息。

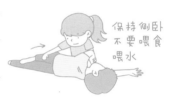

保持侧卧
不要喂食
喂水

▶ 5. 不干净锐器刺伤

如果伤口小而深，不要自行包扎，建议到医院进行清创、消毒、包扎，请医生评估是否需要注射破伤风抗毒素。

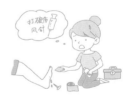

伤口较深时，不要自行包扎

 彩虹医生说

急救时，时间就是生命，应该就近送医院，不要只瞄准大医院，远水解不了近渴，可以等到孩子病情相对稳定，再转送到上级医院或大医院。

心肺复苏虽难学，关键时刻能救命

有这样一则新闻：2 岁的孩子在玩耍的时候走进了卫生间，栽进装满水的水桶中，家人发现时孩子已经没了心跳，家人随即拨打了急救电话，医务人员在 15 分钟后到场，立即开始进行心肺复苏，结果因为心跳停止的时间太长，还是没有抢救过来。如果孩子的家人在发现的时候立即开始心肺复苏，结局也许会有所改变。

有数据显示，约 90% 的心搏骤停者会在到达医院前死亡。实践也表明，心搏骤停以后越早开始心肺复苏救援成功的机会就越大。从心搏骤停到死亡之间的时间很短，拨打 120 等待医生救援或者送至医院往往来不及，反之，如果立刻进行心肺复苏，则有很大的概率抢救成功。一个人因心搏骤停倒下后能否存活，往往取决于他身边的人是否能及时施救，进行心肺复苏。那么，心肺复苏到底是什么？在关键时刻，如何进行心肺复苏术呢？

≫ 1 分钟先了解

▶ 1. 什么是心肺复苏

心肺复苏是通过胸外按压和人工呼吸，保证心搏骤停者大脑及其他重要器官供血和供氧，帮助心搏骤停者恢复自主心跳、挽救生命的一种方法。1 分钟内开始心肺复苏有 90% 的可能抢救成功，心肺复苏开始时间每延迟 1 分钟，抢救成功率下降 10%；开始抢救时间超过 4 分钟就会产生不可逆的缺血缺氧性脑损伤；超过 8 分钟还未开始抢救，则伤者很可能出现生物学死亡。

▶ 2. 心肺复苏的适应证

心肺复苏适用于各种原因，如心肌梗死、肺栓塞、电解质紊乱等引发的心搏骤停，无论导致心搏骤停的是何种原因，作为非医学专业人士，我们只要判断伤者无反应、无呼吸，就可以认定其心搏骤停，开始心肺复苏。

当发现有人倒地时，我们应先确认现场环境安全，检查伤者的呼吸，用 7 秒钟的时间看伤者的胸廓有没有正常的呼吸起伏动作，如果伤者无呼吸、无反应，非专业医务人员不需要触摸颈动脉搏动，就可以认定其为心搏骤停，开始心肺复苏的流程了，这个流程可以被简称为"叫叫 CABD"，每一个字或字母都代表着一个步骤，一共是 6 个步骤。

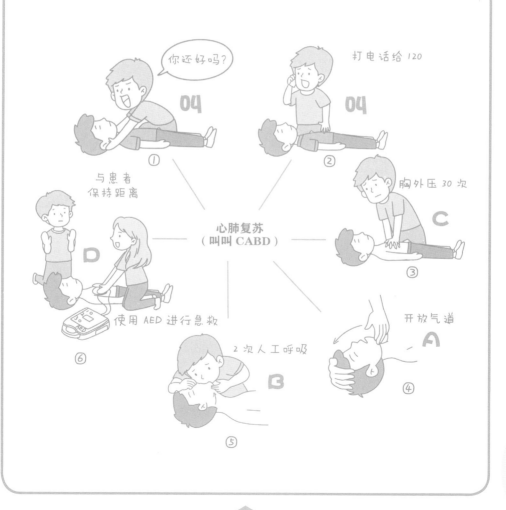

▶ **1. 叫**

拍打伤者双肩并在两侧耳边大声呼喊伤者，检查伤者是否有反应。

▶ **2. 叫**

如果伤者无反应，指定周围一人拨打 120，指定另外一个人去拿附近的自动体外除颤仪（AED）。

▶ **3. C（胸外按压）**

让伤者躺在安全、平坦、坚硬的床面或者地面上。

解开衣物，如果衣物较多也要松开衣领、腰带。

以跪坐的姿势在伤者一侧，伸出一只手，把掌根放到伤者胸骨中下段，另一只手平行重叠于此手背上，十指交叉，手臂伸直、肘部不可弯曲，肩膀位于手掌上方，利用上半身的重量，垂直、用力地往下压。按压的深度成年人 5 ~ 6 厘米、儿童 5 厘米、婴儿 4 厘米，按压速度要达到 100 ~ 120 次 / 分。

每次按压后，要让胸部回弹至正常位置。

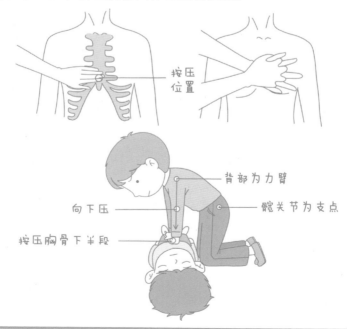

▶ **4. A（开放气道）**

清理伤者口腔内分泌物，取出异物，然后一手的掌外侧缘置于伤者的前额下压，另一手托起伤者下巴，充分开放气道。

▶ **5. B（人工呼吸）**

开放气道的同时，上面的手同时捏住伤者鼻子，嘴巴完全包绕伤者嘴巴，吹气。每次吹气的时间在 1 秒以上，吹气时，用眼睛余光观察伤者胸廓是否抬起，如果看见伤者胸廓抬起，说明人工呼吸有效。1 次吹气结束后松开嘴巴、放开捏住的鼻子，捏住鼻子，同样的方法进行第 2 次人工呼吸。2 次人工呼吸后继续进行 30 次胸外按压，单人复苏按照 30∶2 的比例进行。持续进行心肺复苏，直到伤者开始呼吸或移动，又或者急救人员到达、更换心肺复苏人员、AED 到场。

▶ **6. D（AED）**

当 AED 到场后，要立即开始进行电击除颤。

 彩虹医生说

胸外按压幅度是 5～6 厘米，不要担心弄伤伤者。按压确实可能会导致肋骨骨折等损伤，但按压时用力不足，就无法达到效果，骨折可以治疗，生命不会再来！

如果不知道伤者是否心搏骤停，就千万不要盲目进行心肺复苏。

外伤急救处理四步走

一个男孩在嬉笑打闹时被地上的石头绊了一跤，摔倒在地，导致手臂疼痛、肿胀，孩子的家人考虑可能是骨折，赶紧抱着孩子去医院。赶往医院的路上，孩子哭、家人急，匆忙中再次挤压到了受伤的胳膊，出现了骨折后的二次伤害。

在日常生活中，儿童天性活泼好动，非常容易磕着碰着，不少孩子都出现过骨折等情况，此时，家长的正确处理就非常重要了，不恰当的处理，可能给孩子受伤的身体带来二次伤害。那么，在孩子受伤后，具体该如何处理呢？

》 1分钟先了解

在家庭救治中，正确的外伤急救要经历止血、包扎、固定、搬运四个步骤。实施现场外伤救护时，要沉着而迅速，做到先抢后救、先重后轻、先急后缓、先近后远。

》 急救处理四步走

▶ 1. 止血

出血是外伤的常见症状，孩子出血后，家长应当快速判断出血部位，进行简单的止血处理，常用的止血方法有：指压止血法、加压包扎止血法、止血带止血法、加垫屈肢止血法等。

（1）指压止血法：这种止血法简单有效，是一种临时性的止血方法。

具体过程：用手指或手掌按压出血部位至少5分钟，如果仍不能止血，再用其他止血方法。所有能看到出血处的情况都可应用这种方法。

（2）加压包扎止血法：这种止血法适用于小动脉、静脉和毛细血管的出血。

具体过程：首先，用消毒纱布或干净的手帕、毛巾、衣物等敷到伤口上；然后，用三角巾或绷带加压包扎，压力以能止住血而又不影响伤肢的血液循环为宜。

注意：如果伤处出现了骨折，需要另外加一块夹板固定。

（3）止血带止血法：四肢大动脉出血，使用前面的方法无法止血，或者因为肢体损伤原因不能直接压迫止血，就可以使用这种止血方法。

绑扎位置：上肢出血，止血带应绑扎于上臂中上三分之一处；下肢出血，止血带应绑扎于大腿的近腹股沟处；止血带应避免置于前臂、小腿、肘关节、膝关节或被刺穿的部位。把握"高而紧"的原则，高是指上肢绑扎的位置尽量靠近腋下，下肢绑扎的位置尽量靠近腹股沟；紧是指捆扎要足够紧，使止血彻底。

绑扎方法：先用纱布衬垫在捆扎处，如果没有纱布可以把裤脚或袖口卷起，铺平整，把止血带绑扎于其上，再用绷带环扎以加固。如果没有衬垫、衣物，也可以紧贴皮肤直接使用止血带。松紧程度以刚好能使创面停止出血为宜。

注意：在家庭急救时优先应用旋压式止血带、布条式止血带、卡带式止血带，掌握"宁宽勿窄"的原则，在能止血的前提下，尽量选择宽的止血带。如非必要，不要使用止血带止血。目前对止血带使用时间没有确切的界限，但最长时间不应超过 2 小时。要及时准确记录止血带使用起始时间。

（4）加垫屈肢止血法：适用于上肢和小腿出血。如果没有骨折和关节伤，就可以采用这种方法。

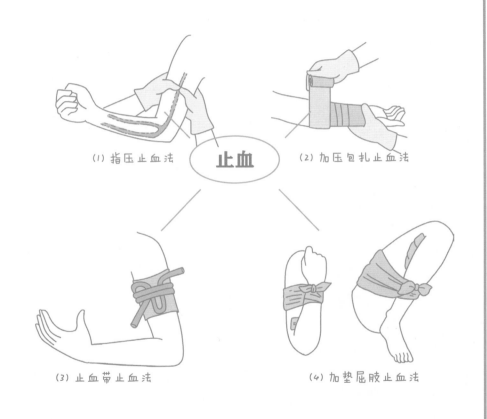

(1) 指压止血法　　止血　　(2) 加压包扎止血法

(3) 止血带止血法　　　　(4) 加垫屈肢止血法

▶2. 包扎

包扎的主要作用是保护创面、减少感染，常用的方法有环形绷带包扎法和三角巾包扎法两种。

（1）环形绷带包扎法：这是绷带包扎法中最基本的方法，多用于手腕、肢体、胸、腹等部位的包扎。

具体方法：将绷带作环形重叠缠绕，最后用扣针将带尾固定住，或将带尾剪成两头打结固定。

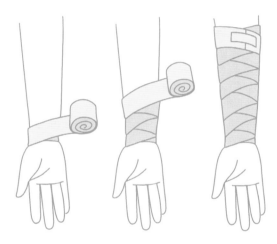

环形绷带包扎法

（2）三角巾包扎法：三角巾包扎法主要用于在四肢骨折、关节扭伤时固定受伤的肢体，根据三角巾折叠方法的不同，可以将它应用于不同的场景。

三角巾全巾：将三角巾全幅打开，用来包扎或悬吊上肢。

三角巾宽带：将三角巾顶角折向底边，再对折一次。可以用于下肢骨折固定或加固上肢悬吊等。

三角巾窄带：将三角巾宽带再对折一次。可以用于足、踝部的"8"字固定等。

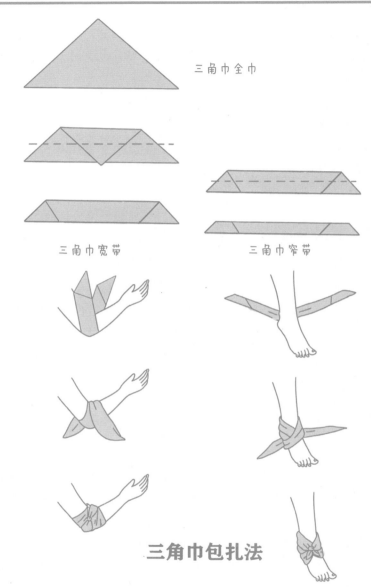

三角巾全巾

三角巾宽带

三角巾窄带

三角巾包扎法

▶ 3. 固定

怀疑有骨折或发现了骨折，可以就地取材，用树枝、竹片、厚纸板等对骨折的部位进行固定，减少骨折部位的活动。

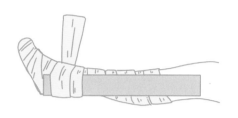

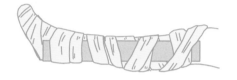

▶ 4. 搬运

　　对伤者进行简单的处理后,要及时送往医院,常见的搬运方式有搀扶、背驮、单人抱、双人抱、轮椅运送等,具体搬运方式需结合伤者的实际情况来确定。常用的搬运方式主要有徒手搬运和担架搬运两种,要根据伤者的伤势轻重和运送距离,来选择合适的搬运方法。

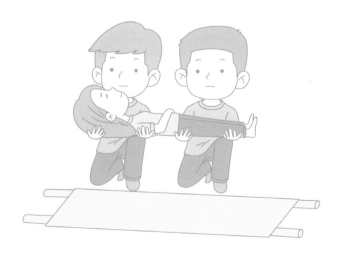

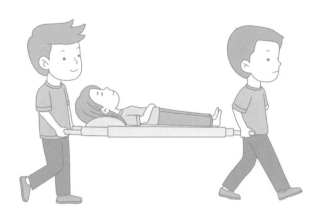

搬运时的注意事项主要有：

（1）搬运脊椎骨折的伤者，要将伤者的身体固定。如果是颈椎骨折，则不仅要固定身体，还要由专人牵引固定头部，避免移动。

（2）移动伤者时，应先检查伤者的头、颈、胸、腹和四肢是否有损伤，如果有，就要先做急救处理；然后，再根据不同的伤势，选择不同的搬运方法。

（3）用担架搬运伤者时，要让头略高于脚。行进时，为了便于观察，要将伤者的脚放在前面，将头放在后面。

（4）伤情严重、运送路途遥远的伤病者，要做好途中护理，注意伤者的神志、呼吸、脉搏和伤势的变化。

 彩虹医生说

在进行上述急救措施的同时，还要记得观察、记录伤者的体温、脉搏、呼吸、血压。

冷敷和热敷，也要科学使用

9 岁的孩子在爬楼梯时崴到了脚，脚踝肿了起来，回到家，自己找了热毛巾热敷，希望能消肿，没想到肿胀得更厉害了，家长回家以后赶紧带孩子去医院，医生进行了紧急处理，并嘱咐回家后先冷敷，48 小时以后再热敷。

小孩子活泼好动，难免会出现关节扭伤、局部磕碰的情况，在这种情况下，我们经常会用到冷敷法和热敷法。那么，冷敷法和热敷法究竟是什么，该什么时候用，又该怎么用呢？让我们一起来了解一下。

≫ 1 分钟先了解

冷敷和热敷都是比较常用的物理治疗方法，二者发挥的作用各不相同。

冷敷：利用冷的物体，使局部皮肤的血管收缩，减少血流量，减轻损伤以后的局部出血和炎症渗出等症状。此外，还可以起到缓解疼痛的作用。

热敷：通过温热刺激扩张局部的毛细血管，提高血液循环速度，减轻疼痛，促进炎症的消散，有消肿的作用，可以用于急性损伤后期和慢性损伤。

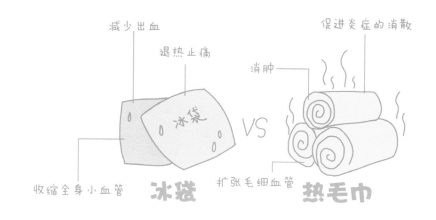

减少出血　退热止痛　收缩全身小血管　**冰袋**　VS　促进炎症的消散　消肿　扩张毛细血管　**热毛巾**

科学的冷敷和热敷方法

▶ 1. 正确进行冷敷

发生急性运动损伤，肌肉或韧带刚刚受到剧烈的冲击，可能会出现撕裂、挫伤等症状，同时伴随微血管出血、发炎等症状，这时，就需要用冷敷来抑制出血和发炎。

时间：每隔 2~3 小时冷敷一次，如果肿胀、疼痛、发热明显，可每隔 1~2 小时冷敷一次。每次冷敷时长控制在 15~20 分钟，切记每次冷敷时间不宜过长。

冷敷最佳位置：简单来说，就是最痛、肿、热的地方。以踝关节为例，应以疼痛、肿、热最明显的部位为中心进行冷敷，冷敷期间可让冷的物品围绕中心部位在四周移动，以让整个关节都充分地冷却。

充分贴敷皮肤：无论使用硅胶冰袋还是冰水混合物贴敷，使用时都要尽量让冷的物品与皮肤充分贴合，这样冷敷的效果才能直达患处。因此，硅胶冰袋在使用时要依关节形状适当调整一下形状。如使用冰水混合物，可将冰袋扎紧后，摊开呈平坦状。

防止冻伤：先在皮肤上覆盖一条毛巾，再放置冰袋等冷敷用品，严格控制冷敷时间。

▶ 2. 正确进行热敷

在急性损伤 24 小时后，疼痛已经缓解，此时关节就需要更多的血液带来营养，进行修复，这时就可以进行热敷了。同样推荐热敷的还有慢性损伤如骨关节炎或是陈旧的韧带拉伤，热敷可充分扩张血管，帮助带走局部积累的代谢废物，有效地缓解疼痛不适。

时间：通常一次热敷 30 分钟左右，每天 2 ~ 3 次，可根据医生嘱咐调整热敷的时间。

方法：在家庭中，最简单易得的是热水毛巾贴敷和温水浴。热敷时温度控制在 40 ~ 50℃为佳。

湿敷更佳：湿敷时，热量散发均匀、渗透性好，能抵达更深部的组织，效果一般好于干敷。

防止烫伤：严格控制热敷的温度和时间。

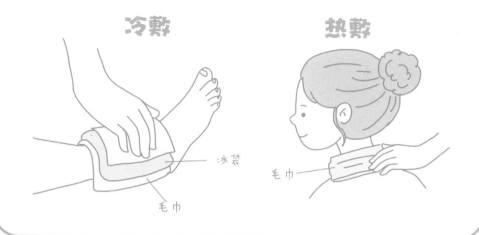

冷敷　热敷

冰袋

毛巾

毛巾

 彩虹医生说

（1）不是所有的急性损伤都要使用冷敷，早期肿胀、疼痛得到控制后可改用热敷。

（2）不是所有的慢性损伤都要使用热敷，如为急性发作仍然首先选择使用冷敷。

（3）选择冷敷和热敷要根据情况而定，最好在医生或康复师的指导下进行。

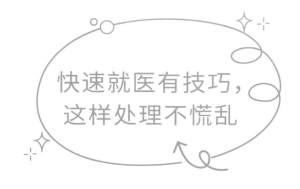

第二章

快速就医有技巧，
这样处理不慌乱

急救电话，这样拨打更高效

一位急救中心的朋友，和我聊起过接听 120 急救电话的事情。他说，经常会有人打电话到急救中心来，又因为匆忙慌乱，地址还没说清楚就挂断电话，挂了电话以后还会不停地给家人打电话，以至于急救中心回拨电话都打不通，耽误了抢救时间。

家里有人突发疾病，我们都知道应当拨打 120，但是拨打急救电话的正确方式是怎样的？如何用最简洁的话语让急救人员准确了解各种信息呢？怎样才能让急救的黄金时间得到有效利用？这一节，让我们来看看，怎样高效拨打急救电话。

≫ 1分钟先了解

遇到突发事件，应当保持冷静。先确认病人是否需要救护车，然后再打电话。如果自己当时无法保持冷静，要尽快找身旁的人让他们打电话。

在电话中说清楚具体地理位置、病人的大概情况。如果情况紧急，却又情绪紧张难以组织语言，可以只回答 120 调度员询问的内容，在回答完之前尽量不要主动挂电话。

打完急救电话后，保持电话畅通，在等待救护车的同时，力所能及地进行必要的抢救，如果身边有人，尽量寻求帮助；如果病人无须特殊处理，也可以去小区门口或者显眼的位置迎接救护车，为急救人员指路。

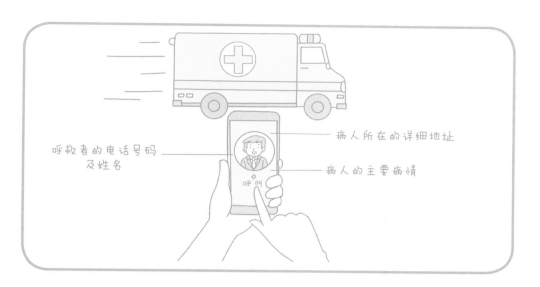

呼救者的电话号码及姓名

病人所在的详细地址

病人的主要病情

呼叫

>> 拨打 120 的正确方法

（1）拨打 120 后，可能会听到语音提示，提示需要等待，这时候就应当接通免提，在急救的同时等待，而不能直接挂断，否则再次拨打还要排队，会耽误很多时间。

（2）拨通电话后，说话时吐字要清晰，声音要尽量大一些。

（3）详细讲述病人所在的地址，便于急救人员以最快的速度到达现场。如果不了解具体地址，就要告诉对方附近有什么标志物。

（4）将病人的性别、年龄，以及当前最严重的疾病症状，比如昏迷、呼吸困难、头晕等信息告诉对方。

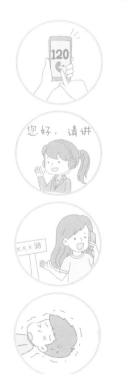

（5）简明扼要地描述既往病史，让医院合理安排急救人员。

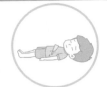

（6）保持电话畅通，随时跟急救人员保持联系。

（7）等待过程中，不要随意移动病人，如有必要，应在急救中心指导下进行转移。

（8）密切关注病人病情发展，遇到问题，要及时跟急救中心联系，让专业人员为你提供救助指导。

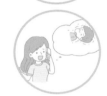

（9）为了便于急救人员及时赶到，要尽可能地为他们排除路中的障碍，如果人手足够，可下楼清理电梯和楼道等处的障碍物。

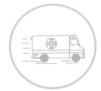

（10）急救人员到来后，听从他们的安排，协助他们转运病人。

 彩虹医生说

　　出现心搏骤停、气道梗阻等紧急情况，要在急救的同时请他人拨打120或者先急救再拨打120；危重疾病状态可以先拨打120再进行自救、互救；如果需要在急救中心的指导下进行急救，可接通免提，在通话的同时操作。

何时就医？这样判断更准确

2岁小男孩儿和父母外出玩耍，满头大汗地回到空调房里，下午开始出现流鼻涕、咳嗽，开始父母以为是感冒，并没有太在意，结果晚上孩子嗓子哑了，咳嗽声像小狗叫，父母还是比较警惕的，赶紧带着孩子来到医院。

一走进诊室，妈妈就问："医生，我儿子咳得话也说不了，是不是感冒了？"医生查看了小男孩的情况，诊断是急性喉炎。急性喉炎和感冒症状并不好区分，但是杀伤力却更强，起病急、进展快，再加上儿童喉腔狭窄、喉软骨柔软，炎症后容易出现黏膜肿胀，导致气道阻塞，严重的可能会危及生命。幸亏小男孩来了医院，经过及时治疗，很快就好转了。

儿童的身体稚嫩，不像大人一样"扛造"，尤其是婴幼儿，病情常常变化很快，生病了一味在家硬扛可能会耽误病情，甚至导致严重不良后果。很多家长也是初次为人父母，不知道如何判断孩子的病情严重程度、哪些情况要上医院。这一节列出了一些常见的需要警惕的情况，来帮助家长们判断。

》 1分钟先了解

想要判断孩子何时需要就医，家长们需要两方面的"功底"：一方面是在平时了解孩子的基本状况，摸清孩子的脾气，比如食量如何、什么时候会尿尿和"拉臭臭"、什么情况下容易哭闹等，一旦孩子持续出现和平时不同的状况，就需要提高警惕了；另一方面是了解哪些症状常见却有危险，很多家长对孩子发热、腹泻等问题不当回事，觉得都是常见的小毛病，不知这些看似小的问题可能危及生命安全。

>> 这些情况需要立刻就医

▶ 1. 皮疹长时间不消散

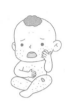

孩子的皮肤娇嫩，容易起皮疹，因此在受到刺激后的短期内孩子皮肤上长出皮疹，但没有其他症状，一般都不用太过担心。但是，如果孩子出现了皮疹，同时伴有发热等症状，皮疹持续几天都没有消退，就要尽快带孩子到医院进行检查。

▶ 2. 哭闹不止，哭声异常

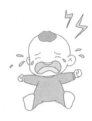

婴幼儿即使感到疼痛，也无法用言语描述清楚，只能用哭来表达。如果孩子哭闹不止，怎么哄都哄不好，即使没有出现其他症状，也要及时带孩子到医院检查清楚。哭声也可以作为判断的依据，如果孩子哭声响亮、动作有力，通常情况不会太严重，但如果发现孩子的哭声微弱，就要赶紧送到医院了。

▶ 3. 持续腹泻

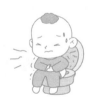

偶尔的腹泻，可能是饮食不当或腹部着凉，通常不会太严重。但如果孩子持续腹泻，还伴有尿少、无泪等脱水症状，要立刻带其到医院就诊。

▶ 4. 高热或持续发热

儿童的免疫力尚未发育完全，因此很容易发热，感冒、接种疫苗、换牙等都可能导致发热。如果温度不算高，在家里处理就行，但如果孩子体温超过 39℃，或是持续发热超过 5 天，就要尽快把孩子送往医院。

▶ 5. 呕吐

儿童肠胃尚未发育完全，偶尔的呕吐是正常的，但如果孩子呕吐不止并有脱水症状，或者呕吐物中有血，则应尽快将孩子送到医院治疗。

▶ 6. 呼吸异常

感冒、急性喉炎、肺炎、气管异物等情况都可能会导致孩子出现呼吸异常，如果看到孩子出现呼吸时张口耸肩、口唇发紫、哭声微弱等症状，家长一定不能掉以轻心，要立刻带孩子到医院进行诊治。

 彩虹医生说

除明显的症状外，一些过度的正常行为也应当引起注意。例如，婴幼儿的睡眠时间都比较长，但如果睡眠没有止尽，即使周围环境嘈杂，孩子也无法醒来，或者孩子神情呆滞、目光涣散，时常半睡半醒，对家人的呼唤几乎没有反应，就要提高警惕了。一旦出现这种情况，不要犹豫，要立刻带孩子就医。

准确描述病情，你真的会吗

前段时间和儿科同事聊天儿，聊起门诊的事情，同事说在门诊过程中，孩子哭、家长急，陪同的爸爸、妈妈、爷爷、奶奶，往往都是你一言我一语，病史说不清，语言抓不住重点，导致无法得知孩子确切的病情，耽搁了不少救治的时间。

儿童生病经常发病急、病情容易反复且变化多端，并且他们难以通过语言准确地表达自己的不适和要求，难以完整、准确地描述病情。在孩子就诊时，家长是代替他们说出主诉的人，这就要求家长不仅要了解孩子，还要能用语言简洁、明确地进行表述。那么，怎样才能做好充分的准备，利用有限的时间做好有效的沟通呢？

》》 1分钟先了解

▶ 1. 用语简洁，少说与病情无关的事情

由于儿科医生短缺，一个儿科医生每天要看几十个生病的孩子，因此分给每个孩子的时间非常有限。为了让医生更好地了解孩子的病情，家长要在有限的时间内尽可能简洁地描述，与病情无关的事尽量少说或不说，也最好不要用很多语气词，比如"那个""嗯"。

▶ 2. 内容要客观，少些情绪化描述

向医生描述病情时，要尽量客观，尽量不随意添加自己的主观想法和情绪，不要夸大病情。

▶ 3. 用数据来描述，少用大概的说法

描述孩子的症状时，尽量使用一些准确的数据，比如，"孩子发热到38度，一天咳嗽3次，每次连续7、8分钟"远比"孩子有点儿发热，老是咳嗽，咳得眼泪都出来了"要好。

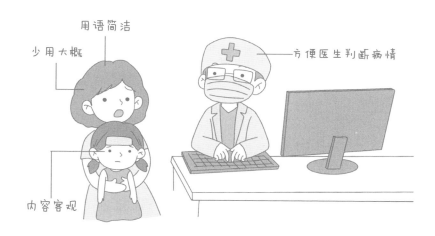

用语简洁

少用大概

方便医生判断病情

内容客观

就医时，要跟医生说这些

跟医生陈述孩子的病情时，病情描述的要点如下。

▶ 1. 主要症状

带孩子就诊时，要说明孩子生病的主要症状，用简单的句子描述孩子的病，比如：发热、哭闹不止、腹泻、呕吐等。

▶ 2. 患病时间

要告诉医生明确的发病起始时间和持续时间，比如 1 小时、2 天、1 周等，最好不要用"很久""好一阵子"等词语。

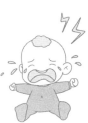

▶ 3. 既往健康状况

要告诉医生，孩子曾患过什么病、现在是否治愈。最好回想一下孩子这次生病前是否出现过其他症状。

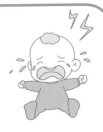

▶ 4. 就诊经历

要主动告诉医生，孩子生病后的就诊经历、检查结果、服用的药物种类及服药时间、做过哪些诊疗处理等情况。

▶ 5. 家庭成员的健康状况

如果家中其他成员出现过和孩子类似的病症，要主动对医生讲清楚，不能隐瞒。

▶ 6. 过敏史

很多医生在给孩子开药的时候，都会问孩子的过敏史。常见的过敏源有抗生素、花粉和海鲜等。如果孩子"蚕豆过敏"，也要及时告诉医生。

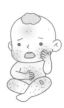

 彩虹医生说

为了引起医生的重视，有些家长会将病情说得重一些。其实，夸大其词，反而会对医生的判断造成干扰，甚至导致治疗错误。此外，隐瞒家庭病史、就诊经历也会给诊疗带来困难。其实如果真的有苦衷，比如不想让他人知道家族疾病史，完全可以单独跟医生说清楚，医生会替家长保密。

就医必带品，这些不能忘

在儿科诊室的外面，会看到有准备的家长，能在等待中平淡处之，甚至还会换着玩具逗孩子开心，没有准备的家长则难免会焦头烂额，孩子哭，家长烦。

孩子生病，家长着急。很多家长往往是带着孩子火急火燎地赶到医院，排队等候时才发现，只顾着往医院赶，忘带了孩子的就诊卡、之前的检验单，不得不回家取了再重新排队。等待的时间里，生病的孩子需求又更多，一会儿要喝水，一会儿要擦鼻涕，一会儿要换纸尿裤……准备不足，不仅耽误孩子的治疗，还让家长费心又费力。那么，要如何应对这个问题呢？

》》 1分钟先了解

儿童的抵抗力较差，时常会生病，起病又往往很急，临时准备难免遗漏。因此，在平时就要提前准备一个资料袋，将以下东西放进去。

▶ 1. 病历本

病历本是记录孩子病史的小册子，上面有孩子以往的病情和用药记录。将以往的检查结果和数据夹在病历本中，医生就能结合以往的病史合理用药治疗。

▶ 2. 诊疗卡

去医院看病，医院通常会让你办一张诊疗卡。一般来说，这张诊疗卡是可以反复使用的，有了诊疗卡，就诊过程就会更方便、更顺畅。

▶ 3. 检查结果

如果发病期间已经在其他医院做过一些检查，一定要把结果带着，如果是影像学检查，记住不要只带纸质的报告单，要带着片子，这样可以避免一些重复的检查。

▶ 4. 标本容器

如果孩子出现腹泻、呕吐、咳痰等，可以用容器装好标本带到医院；如果只有短暂的症状，像皮疹、抽搐、异常呼吸等情况，则可以拍下照片、视频等。

▶ 5. 笔和笔记本

可以在就诊过程中回忆并且记录发病过程，也可以在就诊过程中记录医生嘱托的注意事项。

》 妈妈袋里应该有哪些物品

带孩子出门在外，父母们通常都会准备一个"妈妈袋"，装好要用的物品。如果要去医院，就要在妈妈袋里提前放好以下用品。

▶ 1. 干纸巾和湿纸巾

有经验的父母就会知道，带孩子在外，干纸巾和湿纸巾有多么重要：孩子感冒流涕，可以用干纸巾把鼻子擦干净；孩子流口水，可以用干纸巾擦嘴；孩子在医院尿尿或"拉臭臭"了，也可以用湿纸巾擦拭。

▶ 2. 纸尿裤

婴幼儿无法控制排泄，一旦尿尿或"拉臭臭"，如果忘记带纸尿裤，那就麻烦了，买东西、换纸尿裤、排队等各种事情会让家长手忙脚乱，即使人手够，纸尿裤也很难第一时间买到。

▶ 3. 替换衣物

孩子生病不舒服，有时会哭得浑身是汗，汗液浸湿衣物长时间捂在身上，孩子难受也容易受凉。就诊等待过程中也可能会弄脏衣物。带一两件干净衣服，就能给孩子及时更换。

▶ 4. 毛巾被

带一块薄的毛巾被，就医等待时，如果孩子睡着了，可以将毛巾被盖在孩子身上保暖。

▶ 5. 保温杯

最好带一个装了温水的保温杯，供孩子口渴的时候喝。

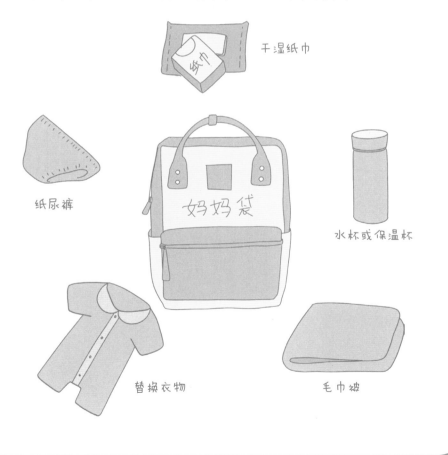

干湿纸巾

纸尿裤

妈妈袋

水杯或保温杯

替换衣物

毛巾被

为了让孩子在看病时保持安静不哭闹，还可以带上一两件小玩具。孩子有了玩具的陪伴，就会乖巧听话许多，不会大哭大闹了。

 彩虹医生说

针对不同疾病，携带的东西也有不同之处。

1. 发热

如果孩子发热，要带好退热剂和水杯，同时记住吃退热剂的时间。

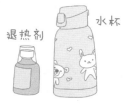

2. 腹泻

如果孩子腹泻，要带好口服补液盐和水杯。如果有 2 小时之内的大便，最好带上标本，供医生检查。

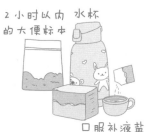

3. 呕吐

如果孩子呕吐，也要带口服补液盐和水杯。如果呕吐物中为咖啡色或血色，最好带着，送去检查。

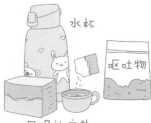

安抚孩子情绪，就医更简单

这天，杜妈带着儿子去附近诊所看病，到了诊所她发现，一个新手妈妈正抱着一个 6 个月大的孩子做雾化。孩子一直哭闹不配合，怎么哄也哄不住，这位妈妈情急之下动手打了孩子。看到这样的场景，杜妈感到特别心痛，立刻拿出一个玩具，过去劝解，在她的帮助下，孩子不再哭闹了，杜妈和这位妈妈聊了几句，才知道她是第一次一个人带孩子来医院，也不知如何处理这种情况。

在儿科门诊部尤为突出，年幼的孩子经受不住病痛，不时传来撕心裂肺的哭喊声。医院里的各种流程已经让家长心力交瘁，孩子的哭闹更是让家长抓狂。在分身乏术的情况下，孩子情绪稳定，对家长来说就是最大的宽慰了。那么，在就医等待的过程中，如何安抚孩子的情绪呢？

≫ 1分钟先了解

婴幼儿语言表达能力还不太完善，遇到问题时，很多时候只能通过哭闹来表达，这时候他们的哭闹是一种"诉说"。概括起来，生病的婴幼儿哭闹的原因主要有两个。

▶ 1. 身体不适

排队就医过程中有些孩子会哭闹不止，身体的不适可能是重要的原因，比如肠胃不舒服、肚子痛、发热、身体受伤疼痛等。家长要时刻注意孩子的身体感受，如有必要可以在孩子不舒服的部位进行抚触，来缓解孩子的不适。

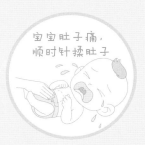

宝宝肚子痛，顺时针揉肚子

▶ 2. 心理不适

孩子哭闹不止的另一个原因可能是心理原因，着急的家长没了往日的耐心，孩子觉得无聊、孤单或缺乏安全感，会用哭闹的方式来提醒大人；对周围陌生人或陌生环境的恐惧，也会让孩子哭闹不止，家长也要注意时刻安抚孩子的情绪，可以用抱抱、抚摸或轻拍等方式，让孩子的情绪稳定下来。

宝宝缺乏安全感，家长尝试抱抱他

≫ 就医时，如何安抚孩子

▶ 1. 转移孩子的注意力

要想让孩子躁动的心安静下来，可以给他们讲故事、唱歌，或让他们看喜欢的绘本，也可以带着孩子喜欢的玩具，等待过程中一起做游戏，等等。

▶ 2. 用平常心安抚孩子

父母的情绪状态会对孩子产生很大的影响，在等待和做检查时，家长也要放松，尽量表现得平和、稳定，否则家长的焦虑会让孩子更加紧张。

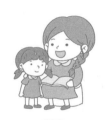

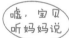

嘘，宝贝听妈妈说

▶ 3. 和孩子预演并解释看病过程

提前告诉孩子：医生会掀开衣服摸摸小肚子，会用"听筒"听听肺在说什么，会看看嘴巴里有没有"小怪兽"，等等。预先的解释说明会让孩子有心理准备，不致被陌生的情景吓坏。

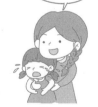

张开嘴巴让医生看看里面有没有"小怪兽"

▶ 4. 讲故事帮助孩子理解看病

平时生活中可以通过观看以看病为主题的绘本、动画等方式，用孩子能理解的语言告诉他们看病是怎么回事。尽量不要用"医生或护士来打针了"吓唬孩子，减轻孩子对医院和医护人员的恐惧感。

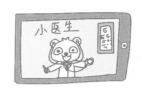

▶ 5. 给孩子更多的选择

看病等待过程中，好奇心强的孩子可能会想四处看看，了解周边是怎么回事。在情况允许时可以让孩子在四周走走，熟悉环境、放松心情。

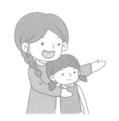

 彩虹医生说

在看病时，如果孩子又哭又闹，一点儿都不配合，什么话都听不进去，家长就要反思一下了，看看自己是不是做了以下几件事。

（1）家长曾经以欺骗的手段让孩子配合治疗，之后孩子会因为害怕被骗而不配合。

（2）家长因为孩子哭闹而责骂孩子，甚至动手打孩子，孩子会认为看病是一件坏事，从而产生反感情绪。

（3）家长反复提及和强化孩子的负面感受。有些家长在每次带孩子看病时，会不断地强调孩子"痛""难受"，但这样不仅起不到任何积极的作用，还可能会加深孩子对治疗的恐惧。

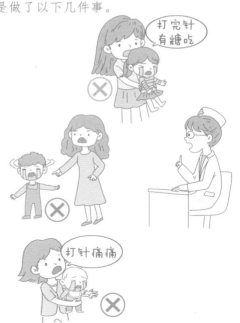

第三章

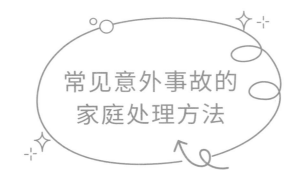

常见意外事故的
家庭处理方法

烫伤处理法，家长要牢记

3岁的孩子在家玩耍，碰倒了装满热水的暖瓶，滚烫的热水浇在裤子上，孩子疼得哇哇大哭。情急之下，妈妈赶紧帮孩子脱下裤子，没想到把粘连在裤子上的皮肤一起撕了下来。后期，孩子不得不多次植皮，经历了漫长而痛苦的治疗才慢慢恢复，但是皮肤仍然留下了严重的瘢痕。

烫伤，经常会发生在儿童这个群体中，尤其是7岁以下的儿童。研究表明，7岁以下儿童发生概率最高的意外伤害就是烫伤，在各类因素引发的意外伤害中，烫伤占比超过60%；3岁以下的婴幼儿这一占比为88.03%。男孩多于女孩，农村多于城市。那么，究竟什么是烫伤？如果孩子被烫伤，又该如何应对呢？

》》 1分钟先了解

▶ 1. 什么是烫伤

所谓烫伤就是，由热的液体（如沸水、沸油、沸汤）、热的物体（如电熨斗、热炉子）、热蒸汽等引起的组织损伤。烫伤会造成局部组织损伤，轻者会皮肤发红，较重者局部皮肤会出现肿胀、水疱、疼痛等情况，严重者还会出现血管、神经、肌腱等损伤，还可能会引发休克、严重感染、器官功能损害等并发症，甚至危及生命。

▶ 2. 三度四分法

根据局部组织损伤的深度，烫伤通常会使用"三度四分法"来表示烫伤的程度，即Ⅰ度、浅Ⅱ度、深Ⅱ度、Ⅲ度。烫伤就是一种烧伤，其严重程度也可以按照烧伤（烫伤）面积来分类。

预估孩子烫伤的面积，如果面积不大，可以采取手掌法，即以孩子自己的手掌评估烧伤面积：五指并拢的手掌，相当于自身体表面积的1%。

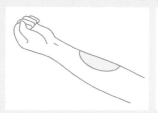
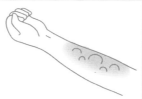
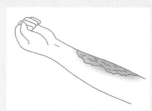

Ⅰ度烫伤
皮肤轻度红肿

Ⅱ度烫伤
有水疱，较重红肿

Ⅲ度烫伤
烫伤部位发白损害真皮层

》 关键时刻这样做

烫伤后，孩子容易因惊恐、疼痛而哭闹，家长一定要保持镇静，首先要保护孩子脱离热源，然后一边安抚孩子，一边进行"一冲、二脱、三泡、四盖、五送"5 步处理。

▶ 1. 冲

家长发现孩子受伤后，要立即用流动的凉水冲洗烫伤部位。凉水可以带走烫伤部位的余热，减轻热源对皮肤的损伤，缓解疼痛。一般来说冲洗 15 ～ 30 分钟就能有比较好的效果，这时候疼痛会缓解，可以停止冲洗。冲洗用自来水就可以，注意不要用冰，过度的低温会使烫伤部位的毛细血管收缩，反而可能加重损伤。

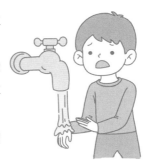

▶ 2. 脱

在冷水冲洗的过程中或者冷水的浸泡下,家长要帮孩子轻柔地脱掉烫伤处的衣物。如果衣物与烫伤的皮肤是粘在一起的,不要硬脱,可用剪刀将衣服剪开,或者不脱,直接交给医生处理。

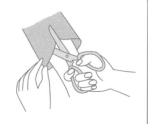

▶ 3. 泡

进行了前两步后,如果发现孩子烫伤面积小,可以用冷水浸泡 30 分钟左右,以缓解疼痛。如果烫伤面积比较大,就不要泡太长时间,以免孩子局部热量过度丢失。

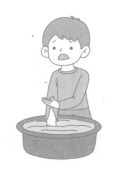

▶ 4. 盖

用无菌纱布或干净的毛巾轻轻盖住孩子的烫伤部位,避免伤口污染和刺激,让伤口保持清洁。需要注意的是,不要使用有毛或絮状的东西,也不要包扎得太紧,否则毛絮、布料很容易粘在伤口上造成二次损伤。

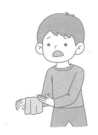

▶ 5. 送

不论烫伤情况如何,在进行完上述处理后要及时送孩子去医院,请专业的医生进行评价和处理,以防出现意外。

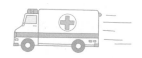

>> 烫伤后不能做

▶ **1. 不可以淋酱油**

酱油不具备治疗功能，颜色也会影响医生的诊断，酱油中还存在大量细菌，很容易加重感染。

▶ **2. 不能用冰块冷敷**

冷水冲洗和冷敷是两个完全不同的概念，不要以为用冰块降温快，就能缓解烫伤，使用冰块冷敷烫伤处，反而会因温度过低，导致情况恶化。

▶ **3. 不要涂抹香油或奶油**

所有的油都会阻止热量散发，并不利于降温。如果已经将香油或奶油涂抹在伤口上，到医院清创时一定要清洗。不过，清洗过程非常疼，为了让孩子少受罪，最好不要这样做。

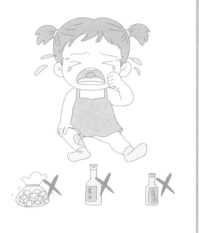

 彩虹医生说

要防止孩子被烧伤、烫伤，在平时就要注意让孩子远离危险。

● 不要让孩子在厨房玩耍，关好厨房门（特别是做饭时），防止孩子突然闯入。电饭煲等容器盛有热的食物时，不要放在低处。端热汤上桌时，要防止孩子突然跑过来撞到容器。

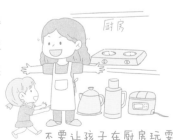

不要让孩子在厨房玩耍

●给孩子洗澡时，水温不要太高，40℃左右即可，放水时应先放冷水再放热水，给孩子洗澡前，家长应先用手或温度计试水温。

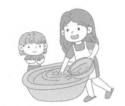

●用热水袋给孩子暖被窝时，睡前一定要拿走；最好不要给孩子用电热毯，更不能在电热毯通电时睡觉。

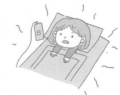

●不要让孩子玩火，将打火机放在孩子拿不到的地方。不用煤气时，要关掉开关，以防孩子模仿点火。

●妥当放置暖瓶、饮水机等，不要让孩子轻易碰到。

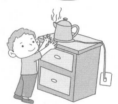

●冬天使用的"小太阳"、暖风机等取暖设备，温度很高，不要让孩子碰触。

●过年放烟火，要购买安全的烟花爆竹，不要让孩子一个人放烟花。

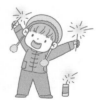

●让孩子看一些消防小漫画或教材，教给孩子消防和急救常识，让他们学会保护自己。

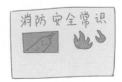

触电危险！预防最重要

中午，妈妈在厨房准备做饭，女儿在客厅看书，突然妈妈听到了女儿倒地的声音，她急忙跑到客厅，发现女儿躺在电风扇插座旁边，电扇插头已经被拔掉，妈妈意识到女儿可能触电了，便急忙关闭了电闸，女儿随即被急救车接到医院救治，经检查，发现女儿的手指被电击伤，好在没有生命危险。拔电插座上的插头，手指触碰到电插头上的电极，很容易形成回流，导致触电的发生，这就是女儿触电的原因。

每年都会发生多起触电受伤而在医院急诊室治疗的例子，在这些受伤者中，有三分之一是儿童，多数都是因为各种原因触碰到电插座出口，烧伤手指或手臂。儿童活泼好动，又对各种物品特别好奇，非常容易发生触电的危险。那么，一旦孩子触电，家长该如何应对呢？

》》 1分钟先了解

现在，无论是在家里还是在公共场合，电都是不可或缺的。电为我们创造了很多乐趣，也给好动、爱玩的儿童带来安全隐患。要预防儿童触电，就要先了解哪些物品或地方容易使人触电。

▶ 1. 室内

家用电器、家用插座，孩子容易通过手或者间接导电物品触碰到；部分电器质量不合格或老化，没有及时更换，容易引发触电；孩子的某些玩具本身需要电源，也可能引发触电的危险。

▶ 2. 室外

●绿化带景观灯。公共场所的绿化景观灯容易遭到破坏，导致电线外露，孩子闯入触碰裸露的电线，就可能会发生危险。

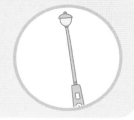

●电动车充电插孔。电动车充电插孔多数都露在外面，一旦导体插到充电孔中，极易引发触电，甚至引起火灾。

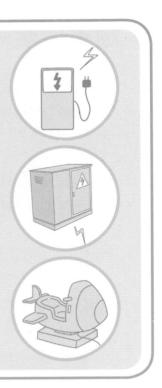

●变电站。变电站外形很像一间小屋子，如果没有明显的警示标记，想要探索的孩子就容易误入，发生意外。

●儿童摇摇车。摇摇车都是通过电来驱动，如果电源或者电线有破损，就可能发生意外触电。

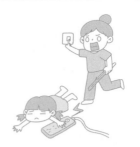

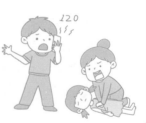

>> 关键时刻这样做

▶ 1. 断开电源

发现孩子触电后，千万不要直接接触他，以免自己触电。要迅速切断电源，或用一些绝缘物体，如干燥的木棒、竹竿等，让触电的孩子脱离电源。

▶ 2. 实施急救

在孩子安全脱离电源后，仔细检查其受伤情况，查看是否有心跳和呼吸，如果发现孩子无反应无呼吸，则提示心搏骤停，要立即进行心肺复苏。

▶ 3. 处理损伤

电灼伤创面的周围皮肤用消毒剂（碘伏）处理后，使用无菌材料包扎，如清洁布料、保鲜膜、保鲜袋等，以减少污染。检查有无其他外伤，如果有外伤出血，压迫出血部位止血。

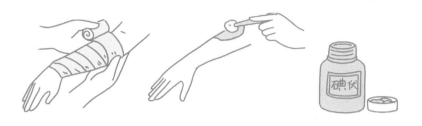

 彩虹医生说

想要预防孩子触电，在生活中家长需要注意以下几点。

（1）注意购买合格的电器，按照说明书去使用和维护。

（2）告诉孩子，不要将金属物品和小手伸到插孔里；不要触碰带电的物体，不要用潮湿的手去触摸电器、电源，等电器使用完毕后，要及时关闭电源。

（3）在户外，要让孩子处于监护人的视线内，不要让孩子接触带电的设施，尤其是供电设施。

擦伤事虽小，处理莫忽视

这天下午，妈妈骑着电动车去接孩子放学，结果回来的路上，电动车刹车失灵，母子俩都从车上摔了下来。孩子膝盖处一块皮肤被擦伤，回家后妈妈给孩子的擦伤处涂上了紫药水。第二天，妈妈看到孩子皮肤擦伤的地方有点儿渗液，以为有感染，就把家里的头孢碾成粉末涂在了伤口上。几天后，孩子伤口愈合不好，只得去医院就诊，医生清理掉伤口上涂的药粉，反复用生理盐水冲洗，清洁了伤口，嘱咐妈妈不要再用紫药水和药粉，又过了几天伤口才慢慢愈合，虽然没留疤，但是留下了一小块皮肤色素沉着。

擦伤是因皮肤和粗糙表面摩擦导致的，严重程度各不相同，轻者可能只是皮肤发红，严重者可能出现局部皮肤破损、出血、露出皮下组织。多数的擦伤，在家里就能处理，但如果处理不当，也可能会导致伤口疼痛、感染甚至溃烂。那么，在发现孩子皮肤擦伤后，应该怎么处理呢？

>> **1分钟先了解**

擦伤就是皮肤与粗糙表面摩擦造成的损伤，主要表现为表皮缺损或剥脱，常伴有少量渗血，儿童常见是手掌、肘部、膝盖、小腿的皮肤擦伤。擦伤后，表皮就会破损，创面呈现苍白色，可见小出血点和组织液渗出。表皮有丰富的神经末梢，损伤后会很疼，不过表皮细胞的再生能力很强，只要伤口没有感染，就能在最短的时间内愈合，不会留下瘢痕。

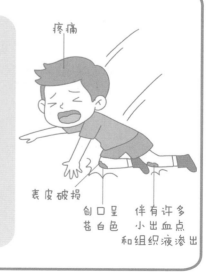

疼痛

表皮破损

创口呈 伴有许多
苍白色 小出血点
和组织液渗出

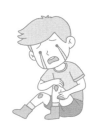

擦伤后处理的目标是尽快止血、清理创面、预防感染、促进愈合。擦伤后的处理流程是：止血、冲洗、覆盖。

▶ **1. 止血**

如果擦伤面积较大，出血较多，应该迅速使用干净的纱布或毛巾来压迫止血，通常压迫 1~2 分钟后，出血就会逐渐停止。

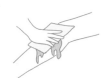

如果擦伤创面较小、出血不多，可以略过止血步骤，直接冲洗。

▶ **2. 冲洗**

擦伤的创面常粘附沙砾、泥灰或其他污染物，冲洗可以减少创面感染概率，促进后续创面的愈合。如果家中有医用生理盐水，使用生理盐水冲洗创面；如果家中没有生理盐水，也可直接使用流动的自来水、瓶装饮用水冲洗。

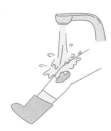

较浅的创面一般不需要用碘酒、酒精或双氧水处理，这些消毒用品具有一定刺激性，会引起创面疼痛，还可能阻碍伤口愈合。

▶ **3. 覆盖**

如果擦伤面积很小（直径小于 1 厘米），外贴普通创可贴即可。

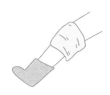

如果擦伤面积较大，创面往往会有炎性渗出，在最内层使用防粘连的凡士林油纱布，外层使用普通干纱布覆盖包扎即可。

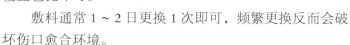

敷料通常 1~2 日更换 1 次即可，频繁更换反而会破坏伤口愈合环境。

TIPS

有些父母很担心孩子擦伤会留疤，实际上，擦伤属于表皮的损伤，通常不会遗留癥痕（只有损伤深达真皮层才会留疤），但可能在创面愈合后遗留褐色的"印子"，医学上称之为"炎症后色素沉着"。

 彩虹医生说

如果擦伤后有这几种情况必须马上前往医院处理。

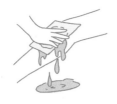

（1）血流不止。

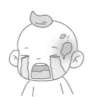

（2）伤口很深或位于面部、关节等部位。

（3）伤口内嵌入大量异物难以清洁。

（4）伤口面积非常大。

（5）被生锈不洁的金属表面损伤。

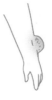

（6）自己处理后伤口无好转或出现红肿、化脓、疼痛等症状。

夏日戏水，谨防溺水

一天，孙女士带着两个孩子到婴幼儿馆游泳，工作人员接到一个快递电话，想要出去拿包裹，让孙女士看一下自己的孩子。结果就在这段时间，女儿的救生圈翻了，当时孙女士还在看手机。儿子拽了几次她的衣角，孙女士才发现女儿溺水了。

孙女士立刻将女儿从水里捞出来，拎起孩子的两条腿，企图将水从女儿肚子里控出来。工作人员返回，急忙上前制止了她的行为，并采取了相应的急救措施。孩子被送往医院，经过医生的积极抢救，恢复了心跳，。

- -

淹溺，俗称溺水。溺水的进程很快，通常只要几分钟，溺水者就可能因呼吸心跳停止而死亡。世界卫生组织调查显示，溺水是世界各地非故意伤害死亡的第三大原因，每年因溺水死亡人数估计为 37.2 万，意味着每天每一小时就有 40 多人因溺水死亡。据不完全统计，我国每年约有 5.7 万人溺亡，在青少年意外伤害致死的事故中，溺水是首位原因。无数事实证明，溺水后第一目击者和专业急救人员迅速而有效的抢救可以改变预后。那么，在孩子溺水后，我们应该怎么做呢？

≫ 1分钟先了解

溺水是一种常见的意外事故，是一个发生时间短且"静默"的状态。

溺水后，溺水者的神志虽然清醒，动作却很慌乱，多半都会在水里挣扎，就会导致呼吸道和消化道进水、呼吸反射性暂停。为了吸取氧气，溺水者张嘴重新呼吸，水就会直接进入肺部而引起呛咳，还可能同时发生反射性呕吐，水和呕吐物大量进入气道，就会造成窒息。在这一整个过程中，溺水者通常无暇求助，也无法喊叫，因此岸上的人往往很难注意到他们。

溺水导致的缺氧持续 2 分钟，人会丧失意识；缺氧持续 4 分钟，大脑神经功能会发生不可逆损伤；缺氧超过 10 分钟，人存活的概率就很小了。

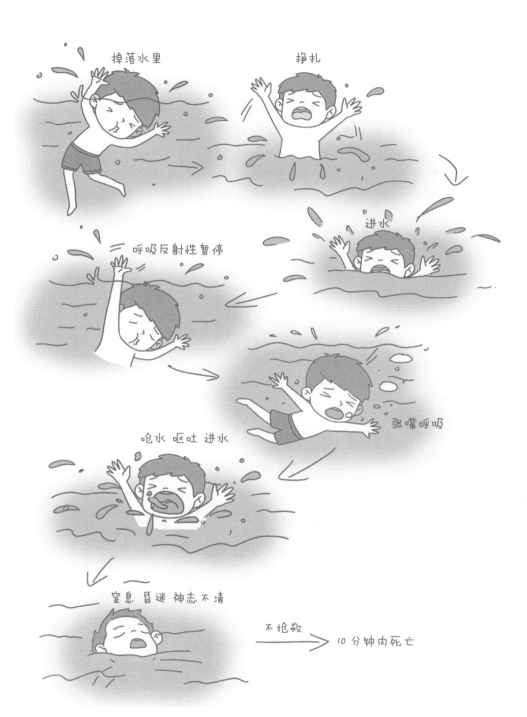

掉落水里

挣扎

进水

呼吸反射性暂停

张嘴呼吸

呛水 呕吐 进水

窒息 昏迷 神志不清

不抢救 → 10分钟内死亡

（1）用最快的速度将孩子救上岸后，先观察当前环境，确保施救环境安全，让围观人群后退并高声呼救，或指定一人拨打120。

（2）判断孩子有无反应，轻拍孩子双肩，并在孩子的两侧耳边高声呼喊；用5～10秒判断孩子是否有呼吸，观察孩子胸腹部是否有正常的呼吸起伏。依据不同的反应、呼吸情况做出相应的急救措施。

判断意识 判断呼吸

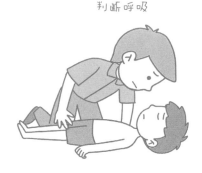

（3）如果孩子神志清醒，让其保持舒适体位，注意保暖，拨打120或送去医院。

如果孩子神志昏迷，呼吸正常，要让其保持侧卧位，注意保暖，防止呕吐物导致窒息，等待120救援。

如果孩子无反应、无呼吸，心搏骤停，要立即实施心肺复苏，同时请求他人呼叫120并取来AED。

心肺复苏流程：先进行 5 次口对口（鼻）式的人工呼吸，然后进行胸外按压，做 30 次胸外按压后，再进行 2 次人工呼吸，30 次按压和 2 次人工呼吸不断循环，直到专业救护人员到来、有人取来 AED 或孩子恢复呼吸心跳。

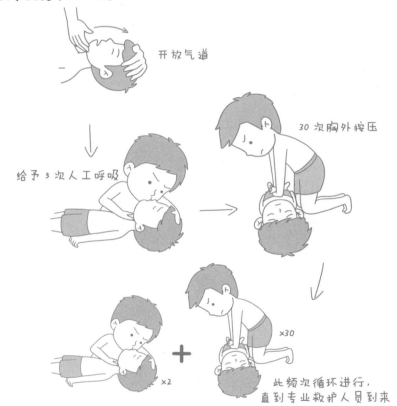

开放气道

给予 5 次人工呼吸

30 次胸外按压

x2

x30

此频次循环进行，
直到专业救护人员到来

值得注意的是，溺水后，即使孩子在当下仍然清醒、看上去没有生命危险，也应当尽快送往医院进行检查治疗。因为即使在救上岸后，孩子也可能因为迟发性溺水而致死亡（有过这样的案例），送到医院检查排除问题后才能放心。

彩虹医生说

发现孩子溺水后千万不要控水，控水不仅起不到作用，反而会耽误真正的救治。

人溺水后会屏住呼吸，同时整个过程可能会反复吞水，进而出现反射性喉痉挛，把气管堵住，喉痉挛可暂时地防止水进入肺内，直至溺水者因缺氧而心搏骤停，这时水才可能会进入肺内。

但是无论肺内水量多少，都没有实质性区别。溺水的核心是缺氧，此时，最重要的是要逆转缺氧，给予有效的通气对纠正缺氧至关重要！所以，溺水心搏骤停者要先5次人工呼吸，再进行30：2的胸外按压和人工呼吸，循环往复。

控水救过来溺水者并不是控水有用，是因为他们没有心搏骤停，不控水也能活。

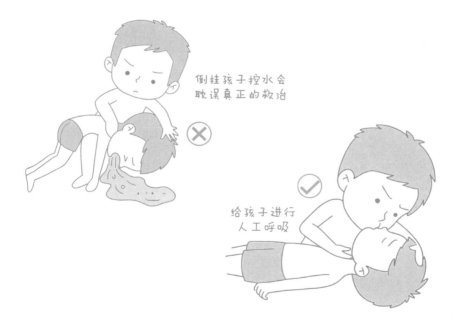

倒挂孩子控水会耽误真正的救治

给孩子进行人工呼吸

常见化学品，灼伤要小心

两个小男孩一起玩的时候，误碰了罐子里的"水"，随即触碰到"水"的皮肤出现了灼伤表现，随即大人立刻呼叫了急救电话。经询问周围人，两个孩子碰到的是稀释后的硫酸，经过急救人员的紧急处理后，两个孩子被送到医院处理，皮肤被灼伤，但好在程度不重。

孩子活泼好动，精力旺盛，好奇心强，危险意识低，如果不慎碰触到化学制剂，很容易被化学制剂灼伤，严重的还可能危及孩子的生命。性质不同的化学品，不同的接触时间，不同的接触部位等，灼伤的严重程度也不同。由于化学制剂灼伤与烧伤类似，越快处理，造成的损伤程度越轻。了解正确、有效的化学灼伤急救知识，对减轻孩子的痛苦、挽救孩子的性命至关重要。因此，家长要了解一些应对化学制剂灼伤的方法，以便在第一时间进行紧急处理。

≫ 1分钟先了解

现实中，化学制剂引发的灼伤事故较多，常见的有化学性皮肤灼伤和化学性眼灼伤。具体灼伤程度取决于化学制剂的种类、浓度、剂量、接触面积和时间，以及处理是否及时有效等。

引起化学灼伤的常见物质有以下这几种：

▶ **1. 酸类**
日常中常见的酸有硫酸、盐酸、硝酸、草酸等。

▶ **2. 碱类**
日常中常见的碱有氢氧化钠（烧碱）、氢氧化钙（熟石灰）等。

▶ **3. 某些元素单质及其盐类**
例如磷及磷盐、锑及锑盐、砷及砷盐等。

▶ **4. 有机物**
常见的会造成伤害的有机物有甲醛、丙酮、苯酚等。

▶ 1. 远离危险

发现孩子接触到化学制剂时，应让孩子立刻远离它，并尽量用棉签、布等干净的物品去除体表残留的化学制剂。

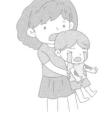

▶ 2. 冲洗创面

如果沾染的是腐蚀性强的化学制剂，就要迅速脱去沾染有化学制剂的衣服，立刻用大量清水冲洗沾染部位，尤其是眼、鼻、口腔等部位，更要迅速而仔细地清洗。

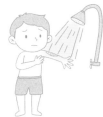

▶ 3. 保持创口清洁

皮肤创面，不要涂抹任何油膏或药水，也不要用脏布包裹。

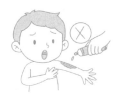

▶ 4. 冲洗眼睛

眼部灼伤，一般用生理盐水或清水冲洗。冲洗眼部时，水流尽量不要正对着角膜方向，而应该顺着眼球表面流下。不要让孩子揉眼睛。可以将孩子的面部浸入清水中，用手将眼睛撑开，同时让孩子用力睁大双眼，转动眼球。

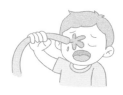

▶ 5. 尽早就医

初步处理后，要尽早带着孩子去医院，由医生进行适当处理。

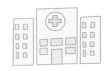

彩虹医生说

很多化学物质的腐蚀性很强，无论是什么沾到了孩子身上，都一定要第一时间尽快去除多余的化学物质，避免二次伤害。同时，一定不要相信"偏方"，给孩子涂盐、猪油、牙膏、酱油等东西，这些东西不仅不能改善孩子的情况，还可能造成伤口的进一步恶化。

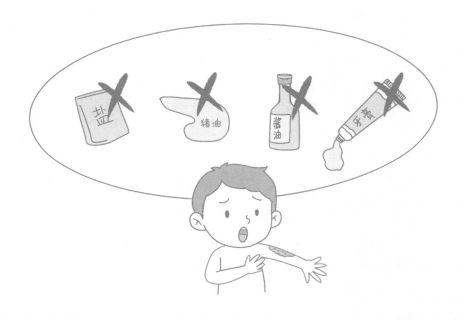

孩子手受伤，千万别大意

一个小朋友在小区玩耍的过程中，不小心手指被石头砸伤了，剧烈的疼痛，让小朋友号啕大哭。听见哭声，妈妈立刻就跑了出去，发现小朋友的手指末端血肉模糊，妈妈立刻抱起他往医院赶。医生检查后发现，小朋友的小拇指骨折。

孩子正处于活泼好动的年龄，他们的探索心和好奇心都非常强，手则是他们用来探索世界的工具。在探索的过程中受伤是难免的，因此，了解如何处理手外伤，对每个家长来说都是十分必要的。

》 1 分钟先了解

常见的儿童手外伤有切割伤、挤压伤、砸伤、撕脱伤等。根据皮肤的完整性，可以分为闭合性手外伤和开放性手外伤。不同的器具会产生不同类型的伤口，但不管是否出血，都要立刻到医院就诊。儿童手部受伤的常见原因有以下几种。

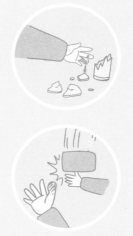

▶ 1. 锐器割伤
各种刀具，家具的金属边缘，打碎的碗、盘等，这类具有锋利边缘的物品，在把玩时很容易割伤孩子的手。

▶ 2. 重物砸伤
水瓶、电动车电池、花盆等重物从高处掉下，就很容易砸中伸出来的手，或是椅子、柜子等大件家具摆放不稳，翻倒后也容易砸伤孩子的手。

▶ 3. 门挤压

汽车门、家中的门，都可能因为疏忽而夹到孩子的手，造成挤压伤。

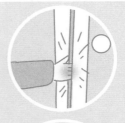

▶ 4. 机械碾挫

日常中可能造成碾锉伤的多是具有机械皮带的机器，如跑步机、面条机等。

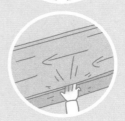

》 关键时刻这样做

孩子的手部受了外伤，要根据受伤的情况不同，采取不同的处理方案。手部常见的损伤可以参考以下两点来处理。

- -

▶ 1. 手部割裂出血

用纱布（如无也可用干净的衣物）敷盖、压迫伤口，以快速止血。同时尽快前往医院进行处理。

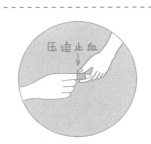

▶ 2. 关节软组织与韧带损伤

让孩子停止手部活动，对伤口进行冷敷，减少肿胀和出血，对伤处进行固定后，前往医院接受治疗。

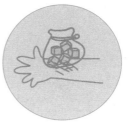

TIPS

　　特殊情况提示：如果孩子受伤后，前期没有特别表现，过了一段时间却发现孩子的手无法动弹、肿胀、关节变形，这时候就要立刻带孩子到医院接受诊断治疗。因为可能有骨折、关节错位等问题，如果不及时处理，导致孩子手部畸形、功能受损，那就得不偿失了。

彩虹医生说

　　有些伤口，不能用创可贴：

　　（1）小而深的伤口。伤口小而深，不要用创可贴。创可贴不利于分泌物排出。

　　（2）伤口有异物。伤口有异物，不能立刻贴创可贴，要到医院进行清创处理，之后再进行包扎处理。

　　（3）被铁钉扎伤。如果铁钉或刀片上生有铁锈，要先清洁干净，然后让伤口暴露出来，并尽快到医院注射破伤风疫苗。

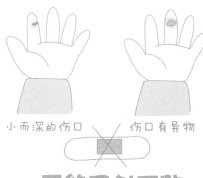

小而深的伤口　　伤口有异物

不能用创可贴

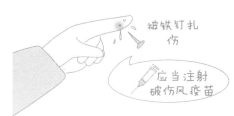

被铁钉扎伤

应当注射破伤风疫苗

● 口腔外伤，先处理再送医

4岁的小朋友在家跑动玩耍过程中，不慎被散落在地上的玩具绊倒，撞到下唇，满嘴是血，家人赶紧带往医院。经过医生的查看，下唇被牙齿撞破，伤口不大，进行了消毒、止血等处理。只不过下唇肿胀比较厉害，可能影响进食了。

口腔外伤大多是在意外摔倒、磕碰时被牙齿碰伤，或者被锐器划伤，还有一些是由不良的咬物习惯导致。口腔外伤可能会伤及牙齿、口唇软组织、颜面部等部位，造成孩子口腔功能受损或脸部留瘢痕，因此家长一定要高度重视。

≫ 1分钟先了解

外伤造成的口唇损伤，轻者会损害黏膜，重者会造成穿透伤。如果只是黏膜损伤，情况一般并不严重，可能不需要缝合，消毒、止血即可。比较严重的损伤，可能需要进行清创缝合。

口腔的软组织比较薄弱，一旦损伤，会引起剧烈的疼痛，局部皮肤会红肿。如果孩子出现了这种情况，就要根据具体情况采取必要的措施。

▶ **1. 压迫止血**

用干净的纱布或者毛巾或者在口唇出血部位压迫止血。

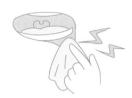

▶ **2. 用水冲洗干净**

在出血基本停止、孩子能够平静下来后，让孩子身体稍微向前倾一些，张口，用饮用水清洗一下伤口周边。

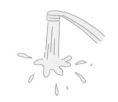

▶ **3. 用碘伏进行消毒**

受伤之后用碘伏对伤口进行消毒。磕碰后饮食尽量清淡、柔软，避免刺激伤口；吃完饭后要及时用水清洗伤口，再用碘伏进行消毒。

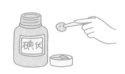

▶ **4. 检查口腔**

给孩子清洗、消毒时，让孩子把嘴张大，检查牙齿和舌头，查看是否有其他损伤，是否还有其他出血点，有无异物等。

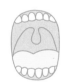

▶ **5. 前往医院**

如果发现孩子的伤口较深，或进食、说话异常，建议前往医院就诊，由专业医生进行准确的判断。

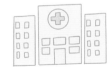

彩虹医生说

（1）不要让孩子嘴巴里含着铅笔、筷子等物品玩耍，防止摔倒时扎伤、戳伤。

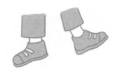

（2）让孩子穿合脚、底部防滑的鞋子。

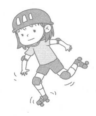

（3）孩子在进行滑板、轮滑等高速度、高风险运动时，要戴好头盔等防护用具。

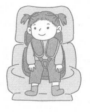

（4）孩子乘车时使用儿童安全座椅。

（5）家里环境要考虑到孩子的安全，不但要预防高处的物品坠落，还要尽量减少磕碰孩子的危险因素，如桌椅家具的边边角角，要加上保护软角。

（6）改正孩子爱咬异物的习惯。

头部磕碰很危险，家中防护要做好

　　一个周日的上午 11 点左右，家人发现小乐额头上磕了一个血包，由于孩子不哭不闹，照样玩耍，家人也没在意。第二天上午，家人送小乐去幼儿园，发现孩子左腿无力，走路有点儿瘸，以为孩子跑累了，就给孩子请了假，让他在家里休息。

　　当晚 6 点时，小乐突然倒地昏迷。家人急忙将小乐送到当地医院，头部 CT 检查显示为右侧额颞顶部硬膜下血肿。医生紧急给小乐做了开颅手术，术后住了十几天院才康复出院。

　　事后医生解释，家长看孩子不哭不闹还能玩，就觉得没事，其实磕到头部会有很多潜在危险。孩子磕碰后，如果出现嗜睡、呕吐等表现，一定要及时送医。

- -

　　孩子成长的过程中，难免会跌跌撞撞。即便大人非常小心，也会出现各种状况，比如，从床上、沙发上摔下来，或者自己撞到家具的边角等。当孩子头部被磕碰时，家长一定要格外注意并及时处理，以免造成不必要的伤害。

》》 1 分钟先了解

　　要想预防孩子撞到头，就要做到以下几点：

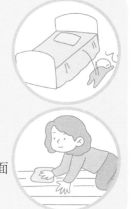

▶ 1. 不要让孩子一个人待着

　　不要将孩子单独放在有高度差的家具上或床上，旁边要有大人陪伴。

▶ 2. 注意地面湿滑，预防跌倒

　　在湿滑的地板上行走，很容易摔跤，因此在地面潮湿时，如刚擦完时，不要让孩子四处走动。

▶ 3. 安装防护垫，减少撞击

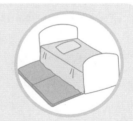

可以在沙发或者床的周围铺上防护垫，这样即使孩子摔倒了，也不会撞到头部。

▶ 4. 收好玩具，减少磕碰

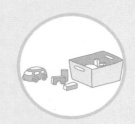

现在的家长会给孩子买很多玩具，孩子玩过之后，玩具经常散落在地上，但孩子不会像大人一样留意地上的情况，且孩子的平衡能力较差，一旦踩到东西，就很容易摔倒。因此，每次玩完玩具后都应收好。

▶ 5. 装上防护条，隐藏尖角

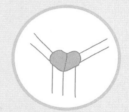

有些家具的尖角对孩子来说十分危险，因此，要在家具尖角部位装上防护条，这样孩子撞到家具时，就能避免被尖角戳伤。

▶ 6. 藏起电线，以免绊倒

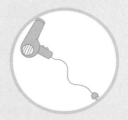

家里的电线随时都可能将孩子绊倒，因此，要将家中所有的电器电线都收拾好、隐藏起来，如手机、电风扇、笔记本电脑的充电线，避免绊倒的同时，也能够避免孩子拉扯电线导致触电。

▶ 7. 将床垫放低，避免掉落

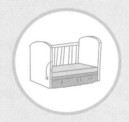

孩子喜欢在床垫上蹦蹦跳跳，很容易从床上弹下来。为了减少伤害，就要放低床垫，如果床不能随意调整，可以直接将床垫放到地上。

▶ **1. 观察孩子是否意识清醒**

孩子摔倒后，一般都会大哭大闹一番。如果发生碰撞后，孩子没有任何反应，就要观察孩子是否意识清醒，只要发现了孩子有任何不对劲的地方，就要及时就医。

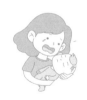

▶ **2. 观察孩子是否变得贪睡**

有些孩子在碰撞后，会变得更加贪睡。家长要尽量与孩子保持说话，逗逗他，至少观察一个小时，再让孩子睡觉。

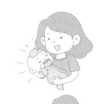

▶ **3. 观察孩子的平衡感**

很多孩子碰撞后都会出现头晕等问题，家长要观察孩子是否连走路都不能保持平衡、是否出现了连续摔倒的情况。如果孩子玩耍时，手脚动作突然变得不协调，就要及时就医。

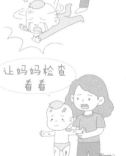

▶ **4. 检查孩子摔伤的情况**

安抚孩子后，仔细检查孩子的摔伤情况，看看孩子身上有没有出血，是否有淤青、肿包或异常。

让妈妈检查看看

▶ **5. 检查孩子头部是否有肿包**

孩子摔倒后，如果出现了肿包，即使在短时间内肿包变得很大，也不要紧，这只是头皮受损，但不要揉搓和热敷，要立刻采用冷敷的方法处理，减轻患处的充血肿胀，及时止痛。

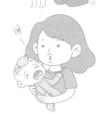

▶ **6. 观察孩子说话玩耍是否有异常**

想要了解孩子有无异常，就要多跟孩子说话，或者观察孩子玩耍时的动作表现。只要发现了让你感到担心的地方，都要立刻就医。

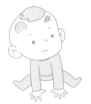

彩虹医生说

孩子头部撞伤后1~2天，需警惕以下症状。

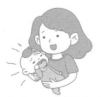 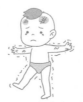 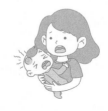

（1）出现明显嗜睡症状，很难唤醒。受伤后的6小时内，小睡每隔1~2小时唤醒检查一次，晚上睡觉时也要每隔2~3小时唤醒检查一次，确保孩子有回应。

（2）肢体行为出现异常。比如，胳膊或腿无力、走路姿势笨拙等。

（3）持续头疼或长时间哭闹，用尽了办法，都无法哄好。

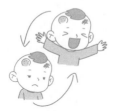 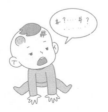

（4）时而兴奋异常，时而无精打采，越来越嗜睡。

（5）口齿不清、眼睛斜视或看不清东西。

（6）出现持续的情绪异常。

（7）呕吐超过2次。

发现了上述症状，就要重视了，要尽快带孩子到医院进行详细检查，确定是否颅内出血。

🌸 脚踝很重要，扭伤非小事

小明今年5岁，在幼儿园做操时做了跳跃动作，回家后就跟妈妈喊着"走路时痛"。妈妈赶紧给小明脱下袜子检查，发现孩子在脚踝下方脚的外侧表面还鼓起了一个包，按压了一下，小明说很痛。妈妈这时才想起来小明前几天跟小朋友玩时伤到了脚，走路一崴一崴的，赶紧带着他去了医院。医生给出的诊断结果是扭伤了韧带。

孩子们一般都喜欢蹦蹦跳跳，自然就会出现关节扭伤，而踝关节扭伤又是最常见的一种扭伤。

踝关节扭伤是指踝关节韧带、肌腱、关节囊损伤或断裂。这种病很常见，任何年龄阶段都可能发生，儿童的活动量通常较大，同时他们的关节结构较不稳定，因此很容易扭伤踝关节。踝关节扭伤会出现一定的疼痛，严重者还会影响今后的正常行走功能。因此，踝关节扭伤后，一定要细心护理，以免影响踝关节的正常功能。

≫ 1分钟先了解

最常见的踝关节扭伤是踝关节的外侧韧带损伤和内侧韧带损伤。

▶ 1. 外侧韧带损伤

这种损伤通常都由足部受力后内翻引起。普通人的外侧韧带比较薄弱，足内翻活动度较大，容易引发外侧韧带损伤。外侧韧带最常见的损伤是撕裂。

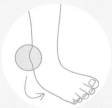

主要表现为：踝外侧疼痛、肿胀、走路跛行；有时，皮下也会出现淤血；外侧韧带部位，会产生压痛感；足内翻时，会加剧外侧韧带部位的疼痛感。外侧韧带完全断裂较少见，局部症状更明显。

▶ 2. 内侧韧带损伤

这种损伤通常由足部受力后外翻引起，发生概率较小，表现与外侧韧带损伤相似，但位置和方向正好相反。

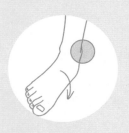

主要表现为：内侧韧带部位疼痛、肿胀、压痛，足外翻时，内侧韧带部位感到疼痛，甚至还会出现撕脱骨折。

》 关键时刻这样做

▶ 1. 让踝关节充分休息

踝关节扭伤后，要让孩子安静下来，不要继续行走或运动，让扭伤的踝关节充分休息，以免加剧扭伤。即使已经过了剧烈疼痛的急性期，开始恢复，也不要让孩子做剧烈运动，消肿后可以在无痛的前提下慢慢正常行走。

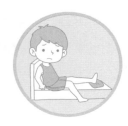

▶ 2. 冷敷、热敷

踝关节扭伤 48 小时内，可以用毛巾包住冰袋进行冷敷，以促进局部消肿，可以局部喷涂消肿、止痛的药物。踝关节扭伤 48 小时后，采取热敷的方法，更有助于扭伤的恢复。

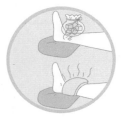

▶ 3. 咨询医生

如果孩子踝关节扭伤后疼痛剧烈，则最好不要自行处理，否则可能会因为护理不当而导致伤情加剧，最好带孩子去医院骨科咨询医生，采取合适的治疗方法。

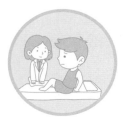

恢复期间，要关注孩子的饮食，尽量给孩子吃些清淡、营养丰富的食物，促进关节扭伤的恢复。

虽然多数踝关节扭伤可以自愈，但是发生以下情况时，依然要及时带孩子前往医院就诊：孩子踝关节疼痛，几天后仍然剧烈；孩子踝关节扭伤后，完全无法负重；轻轻按压孩子的踝关节，疼痛剧烈，踝关节附近肌肉僵硬。

彩虹医生说

踝关节扭伤，提前预防很重要，在平时，可以做到以下3点，来尽最大可能让孩子避免扭伤。

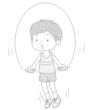

1. 加强肌肉韧带锻炼

家长平时可以指导孩子有意识地弹跳（如跳绳），锻炼脚踝部位的肌肉韧带。

2. 选择合适、舒服的鞋子

孩子的脚生长迅速，因此鞋往往买了很快就会不合脚了，很多家长为了让鞋能穿得久一些，会给孩子买大一些的鞋，其实这样是有隐患的，最好的还是要根据孩子的脚，选择最合适的尺码。

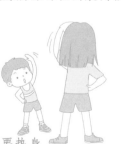

3. 运动前要热身

每次运动前，都要带着孩子进行热身运动，让身体的各关节都尽可能地活动开。

莫让高空坠落，带来挥不去的伤痛

吃过晚饭后，张女士抱着 2 岁的女儿在二楼乘凉，结果意外陡生：孩子扭来扭去，竟从 2 楼阳台摔下，掉落在水泥地面上。张女士急忙跑下楼，当时孩子没有哭声，过一会才大哭的。不出声时最吓人，张女士担惊受怕了很久，抱着孩子去了医院，让人庆幸的是，除了骨折，孩子没有出现大的意外，也没有留下后遗症。不过，事情过后很长一段时间，张女士的心理还有阴影。

坠落伤，是中国儿童伤害致死的前三位原因之一，一般都发生在 2 ~ 6 岁的儿童身上，其中 4 ~ 6 岁的儿童最容易出现意外跌落。高空坠落致使脑部受伤，是跌落后儿童死亡的主要原因。近年来，随着高层建筑逐渐增多，儿童失足坠落的新闻也屡见不鲜。现在的居民楼少则五六层，高则数十层，如果没有做好防护，天性好动的儿童极易坠落，轻则磕碰、骨折，重则导致生命危险。

≫ 1 分钟先了解

孩子之所以会从高空坠落，原因主要有这样几个。

▶ 1. 孩子缺少对危险的预判能力

孩子处于发育阶段，自我保护意识不强，无法预判高空的危险，再加上强烈的对外部世界的探索欲，让孩子对高处充满好奇，常常不管多高，都会直接跳下。

▶ 2. 家长的警惕性不高

有些家长平时工作忙，或者忙着玩手机，对孩子疏于看管；有些家庭是老人看护孩子，老人的行动跟不上孩子。如此，孩子就容易发生意外。

▶ 3. 窗户没装护栏

有些人为了美观，家中不装护栏；有些地方还在装修中，没有来得及装上护栏。这些都给孩子的坠落创造了机会。

▶ 4. 窗台边有易于攀爬的家具

有些人会在窗户边放置床、沙发和凳子等。看到窗外有好玩的东西，孩子很可能会踩着家具爬上窗户。

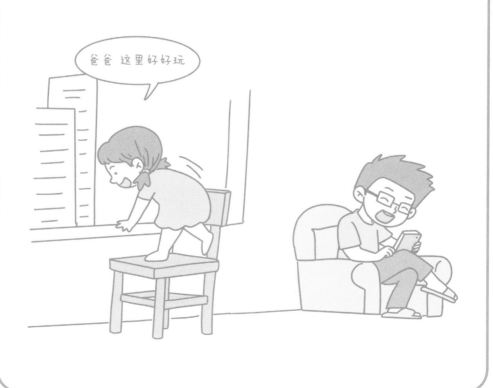

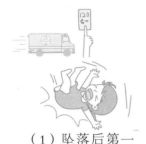
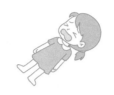
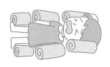

（1）坠落后第一时间拨打 120。

（2）医护人员来之前，让孩子保持平躺的姿势，不要移动头部和颈部，也不要坐起来。

（3）将毛巾或衣物等卷成圆筒状，放在孩子的颈部周围固定。

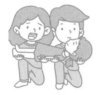
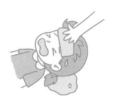

（4）不要随意搬动孩子。如果必须移动，要几个人同时托住孩子，轻抬轻放。

（5）如果有伤口，可以用双氧水为伤口消毒；如果有出血，可以用无菌纱布轻轻压住伤口，直到停止流血。

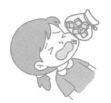
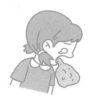

（7）孩子受伤部位有肿胀，可冷敷孩子的受伤部位，缓解疼痛。大约 20 分钟后，就可以减轻肿胀。

（8）孩子呕吐时，要及时清理呕吐物以免呕吐物堵塞气管。

彩虹医生说

1. 不要带孩子去正在装修的建筑里

正在装修中的房屋、楼道等，多半都没有装防护装置，危险系数比较大，很可能会发生意外，尽量不要带孩子去这些地方。

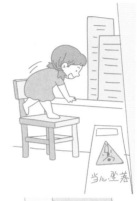

2. 不要在窗边放置易攀爬的物品

家里的窗台和阳台旁，不要放置桌椅、板凳、箱子、床、沙发等，防止孩子以此为媒介攀爬到高处。

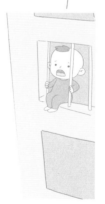

3. 不要将孩子单独留在家中

为了避免孩子发生意外，一定不要把孩子单独留在家中，要做好陪护。

4. 教孩子一些安全知识

通过绘本或动画宣传片等，让孩子了解一些安全知识，告诉孩子高处的危险性。

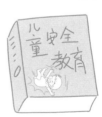

鼻血不可怕，止血有技巧

"五一"期间，一家三口去农庄采摘樱桃，女儿玩得很尽兴，白天采摘了樱桃，晚上睡得挺沉，半夜妈妈却被一阵哭声吵醒。开灯一看，枕套和床单上全都是血，就像平时看的恐怖片。

妈妈定睛一看，原来是女儿在流鼻血。为了止血，妈妈让女儿仰起头，希望通过这个办法，让女儿不再流鼻血。看到情况有所改观，妈妈就接着去睡了。没想到，一个小时后，她又被女儿的哭声惊醒了。妈妈快速打开灯，看到女儿满脸是血地端坐在床上。妈妈立刻拿出卫生纸，给女儿擦拭，可是总是擦不干净。

妈妈急忙叫醒了老公，老公看到女儿的样子，也是一阵惊呼。两人立刻带着孩子去了医院。医生询问了孩子的情况，这时候妈妈才知道自己用错了方法。仰头根本就减缓不了鼻血流动，反而会起到反作用。

受很多影视节目的影响，有些家长看到孩子流鼻血了，就会感到紧张，以为流鼻血是白血病前兆，生怕出现比较严重的问题。其实流鼻血跟白血病没有直接关系，通常都是因为天气干燥，或是孩子鼻子受了外伤，鼻腔里的血管破裂了，才会流鼻血。

发现孩子流鼻血后，有些家长会让孩子仰头，其实这种方法并不能有效遏制流鼻血，反而还会让血液倒流甚至阻塞鼻腔，这对孩子来说还是有一定的危险性的。那么，到底怎么做才好呢？

鼻出血，最常见的出血部位是鼻中隔前区，因为这里血管丰富，黏膜较薄，位置偏前下，最容易受到外界刺激。孩子流鼻血后，家长一定要提醒孩子以下动作不能做。

▶ 1. 不要用鼻子呼吸

流鼻血后最好不要用鼻子呼吸，要暂时改用口进行呼吸，避免血液呛进气管。

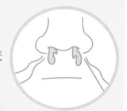

▶ 2. 不要将头仰着

仰头时，血液会倒流进鼻腔深处，造成堵塞，如果不慎顺着咽喉吸入，还可能造成呛咳等问题。

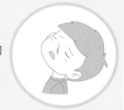

▶ 3. 不要用手指堵住鼻孔

将鼻孔堵住，血液也不会停止流出，如果出血量大反而可能从口、耳等其他孔窍涌出。

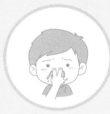

▶ 4. 不要用异物塞鼻腔

用纸团或树叶等异物塞鼻腔，不仅达不到止血目的，还可能会刺伤鼻黏膜血管，造成更严重的出血。

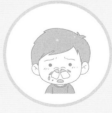

》 关键时刻这样做

▶ **1. 坐下来，低头前倾**

让孩子坐下后，低头前倾，这样能让血液顺着鼻孔流出。

▶ **2. 用拇指和食指捏住鼻子硬骨和软骨交界**

鼻子硬骨和软骨交界处于鼻翼的侧边中央，如果孩子流鼻血不严重，这样轻微按压，就能很好地达到止血的目的，通常按压 10 分钟就能止血。

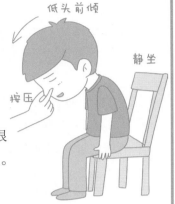

▶ **3. 放松心情，静坐一会儿**

孩子鼻血刚止住，结成的血痂还不够牢固，此时如果剧烈运动，血痂可能会破裂，导致再次流鼻血。因此，止住鼻血后，最好让孩子在椅子上静坐一会儿，让血痂凝结得更牢固一些。

TIPS

　　多数情况下，孩子流鼻血都是空气干燥或鼻中异物导致的，通常能够自行愈合，流出的血也不会太多，不会损害孩子的身体健康，家长不用过于担心。如果流鼻血持续 20 分钟不止，再去医院也不迟。

彩虹医生说

想要减少流鼻血的次数，在平时生活中要注意以下两点。

1. 不要搓揉鼻子

鼻子里的血管和黏膜是十分脆弱的，反复揉搓可能导致鼻腔血管破裂，血管反复破裂、生长，可能变得更脆弱，导致更易出血。因此，平时要让孩子改掉搓揉鼻子的习惯，减少机械性伤害。有些孩子揉搓鼻子是因为感觉鼻子痒，要找到让孩子鼻子发痒的原因，并有效杜绝，就能帮孩子改掉搓揉鼻子的习惯。

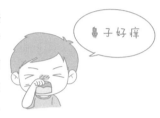

2. 注意保持鼻腔湿润

大部分时候，出鼻血都是因为鼻腔过于干燥。要想预防鼻子出血，可以给鼻子"补补水"。平日里尽量保持室内空气湿润，如果空气较干燥，可在室内喷洒些凉水，或摆放几盆鲜花，也可以使用空气加湿器。如果孩子感到鼻子干燥不舒服，可以用棉签蘸温水轻轻擦拭鼻腔，也可以用温水的蒸汽熏一熏。

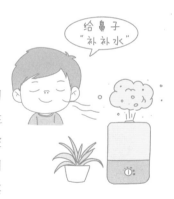

🌸 鼻腔易阻塞，异物要取出

一天中午，一群人脚步匆忙地走进了医院的大门。跑在前面的成年人脸色苍白，大气口喘，怀中抱着一个小女孩，女孩口唇发黑，呼吸不顺，像是被掐住脖子一样。

原来，中午吃饭时，女孩把菜里的黄豆塞进了鼻腔，妈妈情急之下，吓唬了一声。女孩吸气一哭，黄豆被吸进去更深了。妈妈更加惊慌失措，强行用镊子往鼻腔捅；女孩被妈妈行为吓住，不敢出气。镊子的推力加上孩子屏息吸气，黄豆直接滑进气管，导致女孩呼吸困难。

后来，医院为女孩开启了绿色通道，将异物取了出来，女孩这才转危为安。

孩子年龄小，对世间万物都充满了好奇心，不管拿到什么，都喜欢往嘴里、耳朵里或鼻腔里塞，如此就容易发生危险，鼻腔异物往往就是在玩玩具时不小心塞入的。有时，为了免于责骂，他们不会跟家长说，出现鼻塞、鼻臭、流出脓性甚至血性分泌物时才被发现而就诊。那么，孩子往鼻腔中塞异物，该如何将其取出来呢？

≫ 1分钟先了解

常见的鼻腔异物有：花生、豆类、果壳等植物种子、种壳，或是棉球、纽扣、塑料小玩具、纸团这类比鼻腔小的物品，还有一类异物是虫子，通常都是小飞虫意外钻入。一旦这些东西进入鼻腔，就可能损伤鼻腔内的黏膜、血管，有时可能造成并发症。此外，一旦鼻腔异物顺着咽喉进入气管甚至肺部，可能会导致窒息。

（1）不要惊慌，不要恐吓孩子，如果孩子能用鼻子发出"哼"的声音，可以让他按住另一边的鼻孔，做"哼"的动作，用气流冲出异物。或者用卫生纸卷成小卷，刺激另一边鼻孔，促发喷嚏。

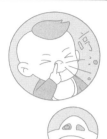

（2）如果能清楚地看到孩子鼻腔内的异物，且异物很容易清除，家长可以用镊子将异物取出。

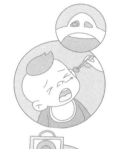

（3）如果不确定孩子鼻腔里塞入了什么异物，就要及时带孩子去医院耳鼻喉科，让医生检查，不能擅自处理。

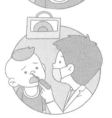

（4）如果孩子鼻腔进入异物，出现了糜烂、发红、肿胀或出血等症状，应尽快接受治疗。

彩虹医生说

如何预防孩子把异物吸入或塞入鼻腔？

（1）不要将小玩具或零件，如纽扣、弹珠等，直接拿给孩子玩耍；购买玩具时，要看看玩具零件是否易脱落。

（2）发现孩子将异物塞入鼻腔，不要打骂，要稳定孩子的情绪。

（3）取出异物后，要查看异物是否完整，防止鼻腔内残留异物碎片。

● 眼里进异物，小心二次伤害

前两天，晓丽出去玩耍，没一会儿就揉着眼睛哭着跑了回来。妈妈耐心询问，才知道晓丽在奔跑的过程中，觉得有个奇怪的东西撞到了眼睛，现在眼睛又酸又痛，很不舒服。妈妈试着扒开晓丽的眼睑查看，但看不出来问题，晓丽却一直说不舒服。到了夜里，晓丽突然睁不开眼，妈妈赶紧带她去眼科医院检查，医生检查后用生理盐水给晓丽冲洗了眼睛，并嘱咐晓丽不要揉眼睛，过一阵子就会慢慢好了。

在玩耍过程中，很多孩子都会遇到像晓丽这样的事情。对孩子娇嫩的眼睛来说，无论是春秋的沙尘还是夏天的小飞虫，都是难以应对的敌人。如果孩子像是晓丽一样出现了异物进入眼睛的情况，家长没有及时应对，很可能会造成严重的后果。那么，孩子的眼里进了异物，家长应该怎么做呢？

>> 1分钟先了解

很多人都会有一个疑问：感觉到眼睛里有异物，扒开眼皮却找不到它，会不会是在转动眼球的时候把异物转到眼睛里面去了？

其实，通常来说，眼内异物都是比较微小的，异物会附着在眼睛表面，很少会进入眼睛里面，除非是靠近金属工具后，高速飞溅的金属碎屑就可能穿透眼睛进入眼底，因此在平时要尽量让孩子远离正在高速运作的机械或是电焊的火花。如果仅仅是灰尘或小飞虫进入眼里，就不用太紧张，通常我们使用冲洗和用棉签就能轻松将异物带出。

▶1. 冲洗眼球

一般来说推荐使用生理盐水冲洗，有些时候家里可能没有医用的生理盐水，也可以使用干净的纯净水或是凉开水，用水流冲洗，带走眼里细小的灰尘。

▶2. 棉签沾出

如果进入眼内的是小飞虫等能够明显看到的异物，可用棉签轻轻沾出，但要注意棉签在眼球上移动时不要用擦的方法，而是应当滚动它。

孩子的眼睛进了异物，可根据眼内异物的分类，采用不同的方法进行处理。

▶ 1. 沙尘类

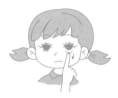 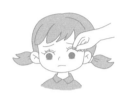

（1）先让孩子的眼睛向上看，家长用手轻轻扒开下眼皮寻找异物，下眼皮与眼球交界处的皱褶处易存留异物。

（2）如果没有发现异物，再翻开上眼皮寻找，留意眼皮的边缘和白眼球（巩膜）上。

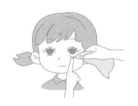 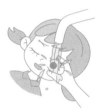

（3）找到异物后，用干净的棉签将异物轻轻粘出。

（4）如果进入眼内的沙尘较多，可以用干净的水冲洗。

▶ 2. 尖锐碎屑

日常中常有一些有着锋利边缘的碎屑进入眼内，如铁屑、玻璃渣、瓷器末等。如果这类碎屑进入眼睛，尤其是附着在黑眼珠（角膜）上，就应该让孩子闭上眼睛，尽量不要转动眼球，立刻去医院接受治疗。

▶ 3. 腐蚀性化学物质

一旦具有强烈腐蚀性的化学物质不慎溅入眼内，就要立刻就近寻找清水，冲洗受伤的眼睛，越快越好，早几秒钟和晚几秒钟，后果会截然不同。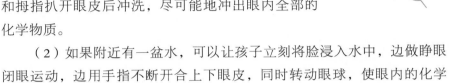

（1）冲洗时，让孩子的伤眼一侧在下，用食指和拇指扒开眼皮后冲洗，尽可能地冲出眼内全部的化学物质。

（2）如果附近有一盆水，可以让孩子立刻将脸浸入水中，边做睁眼闭眼运动，边用手指不断开合上下眼皮，同时转动眼球，使眼内的化学物质被水稀释。

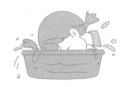 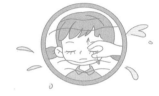 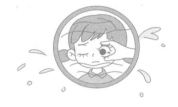

▶ 4. 生石灰

生石灰一旦溅入眼睛内，千万不能直接用水冲洗，因为生石灰遇水，会生成强碱性的熟石灰，同时产生大量热量，烧伤眼睛。正确的方法是用棉签或干净的布块一角将生石灰粉拨出，然后再用清水反复冲洗伤眼。冲洗后，尽快去医院检查和治疗。

 彩虹医生说

眼睛是很脆弱的，如果不知道进入眼中的是什么，或没有把握将其取出，一定不要强行操作，尤其不要用粗糙的布、纸去擦，更不可揉眼睛，避免给眼睛带来二次伤害。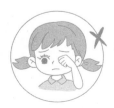

耳道隐蔽，异物进入要警惕

前几天梅女士给孩子洗澡时，儿子说耳朵不舒服。梅女士以为进水了，就让孩子侧头单腿跳了几下，孩子说好点了，也就没继续观察。几天之后，孩子说耳朵疼。梅女士仔细观察孩子耳朵内部，发现耳朵深处有一块异物，她抠不出来，也不敢硬挖，就带着孩子去医院就诊。

医生检查后发现，居然是一枚生了根的蒲公英种子。医生分析说：孩子在外面游玩时，这类种子飘到耳朵里，孩子可能用手抠了一下，导致种子滑入耳道内部。再加上耳朵内比较湿润，还有分泌物，种子就生根了。这类植物生命力极强，生根发芽，也非常正常。不过，如果不及时清除，还会附着到耳膜上，影响孩子以后的听力，到时恐怕就只能进行手术了。

孩子在外玩耍时，很多细小的东西，如小虫、沙尘、土渣或农作物种子等容易进入耳道，由于耳道细长，进入的异物很难自行出来，时间一长，孩子就会感到耳道瘙痒和疼痛，甚至还会耳鸣。孩子年龄太小，语言的表达能力不强，父母也很难发现，但异物长期在耳道内，引起感染等问题，就可能引发严重后果。因此，发现孩子耳中有了异物，就要认真对待。那么，孩子耳道进了异物，家长究竟该怎么办？

≫ 1分钟先了解

外耳道异物主要分为三类。

（1）动物性异物。比如，蚊子、苍蝇、小蟑螂等。

（2）植物性异物。比如，豆类、谷、麦粒、种子等。

（3）非生物性异物。比如，耳钉、石子等。

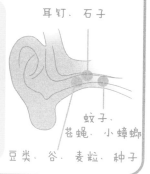

耳钉、石子

蚊子

苍蝇、小蟑螂

豆类、谷、麦粒、种子

孩子耳道内进了异物，可以根据不同的情况采取以下方法。

▶ 1. 耳朵进虫子

家长可以用手电筒或手机等光源照射耳孔，虫子有向光的习性，看到光源，会自行爬出。或用生理盐水、纯净水等冲洗耳道，尝试将小虫冲出。

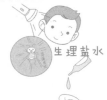

▶ 2. 光滑的球体被塞进耳道

可以尝试在耳朵里面滴少量食用油，然后让孩子侧身跳一跳，让小球滑出。如果小球不能自行滑出，就要带着孩子去医院耳鼻喉科找医生处理。

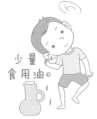

▶ 3. 耳道进水

让孩子将头侧向进水一侧，将耳朵用手向下拉，而后用同一侧脚在地上跳动几下，很快就能排出水，然后用棉签吸干里面的水分即可。

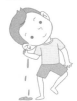

▶ 4. 耳朵进沙土、灰尘等比较小的碎屑

可以让孩子将进入异物的耳朵朝下，用手轻拍几下耳郭，异物就会掉出来。

TIPS

人的外耳道较为狭窄，很难用常规的镊子、挖耳勺等工具将异物取出，若采用了不当的方法，不仅会将异物尤其是球形异物越捅越深，还容易损伤外耳道皮肤，引发感染。因此，最好不要自行掏取异物。

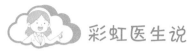

　　为了尽早发现孩子耳内的异物，家长在平时就应该多关注孩子，看他平时是否有喜欢往耳朵塞东西的习惯，如果孩子之前往耳朵里塞过东西，家长就要保持警惕。此外，也要注意观察孩子的异常情况，若孩子表示耳朵不舒服或老抓耳朵，就有存在问题的可能性，最好带孩子上医院就诊。

● 孩子气道梗阻，这样最保险

一天，6 岁的男童在家玩的时候，被含在嘴里的糖卡住，很快昏迷。妈妈发现后双手抓住孩子的双脚不停抖动，甚至将孩子倒扛在肩膀上，不断用手拍打孩子背部，但孩子始终没有反应。

10 分钟之后孩子被送到医院，心跳和呼吸都已经停止，口唇发紫，瞳孔散大，经过医院将近 1 个小时的抢救，仍然没能挽回生命。医生指出，在整个送医过程中，孩子母亲使用的急救方法是错误的。

喉咙是气道和食道的共同通路，呼吸过程中气体会经过喉咙进入气道，吃东西过程中食物也会通过喉咙进入食道，如果异物卡在喉咙或者误入气道造成气道梗阻，就会导致身体组织缺氧。身体只能耐受几分钟的缺氧，所以一旦孩子出现气道梗阻，需要身边的人立即进行急救，等待120急救人员或者送医院是来不及的。

≫ 1分钟先了解

海姆立克教授是一位外科医生，20 世纪 60 年代末，他发现有很多被食物、异物卡住喉咙造成呼吸道梗阻致死的病例，当时这种死亡在美国意外死因排列表上位居第 6。

1974 年，海姆立克首次报告了一种针对气道梗阻的"腹部冲击法"。1975 年 10 月，美国医学会以他的名字命名了这种急救方法，并经该学会推荐，在报刊、电视等媒体进行了广泛宣传，仅用了四年时间，美国就有 3 000 多名气道梗阻者被该方法挽救了生命。

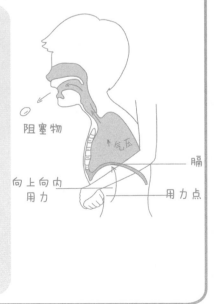

阻塞物

气道

膈

向上向内用力

用力点

海姆立克急救法特指腹部冲击的急救方法，适用于 1 岁以上可站立的儿童、青少年或者成年人；1 岁以内的婴儿异物卡喉时应运用拍背按胸急救法。

- -

▶ 1. 海姆立克急救法：1 岁以上可站立的孩子

家长要从背后抱住孩子，一手握拳，顶住孩子腹部（肚脐和剑突中间）；用另一只手手掌包住拳头。

双臂用力向后向上进行冲击，直到将异物冲出或者孩子失去反应。如果孩子失去反应提示心搏骤停，立即开始进行心肺复苏！

1 岁以上孩子

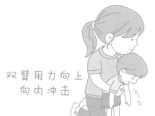

双臂用力向上向内冲击

▶ 2. 拍背按胸急救法：1 岁以内的婴儿

家长要立刻把孩子抱起来，用一只手捏住孩子颧骨两边，手臂贴着孩子的前胸；用另一只手托住孩子后颈，让孩子脸朝下趴在家长大腿上，手掌根部在孩子背部两肩胛骨间拍打 5 次。

将孩子翻过来，让孩子仰卧背贴在家长的大腿上，将中指和食指并拢在孩子前胸部两乳头连线中点，快速按压 5 次。

翻过来按压 5 次

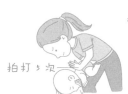

拍打 5 次

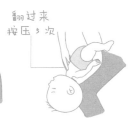

接着，背部拍击，胸部按压，循环往复，直到将异物冲出或者孩子失去反应。如果失去反应，提示因为缺氧导致心搏骤停，需要立即开始心肺复苏。

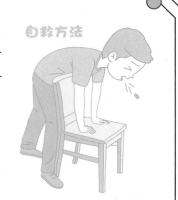

TIPS

自救方法

如果孩子年龄较大一些，可以教孩子一些自救的方法：稍稍弯下腰，靠在一个固定的水平物体上，比如桌子边缘、椅背、扶手、栏杆等，用物体边缘压迫上腹部，快速向上冲击，重复多次，直至异物排出。

彩虹医生说

（1）如果窒息者是1岁以内的婴儿，不要进行腹部冲击。如果窒息者失去反应，提示心搏骤停，要立刻进行心肺复苏。

（2）预防永远最重要。提醒孩子在吃花生、饼干、果冻等食物时不要大笑，也不要边玩边吃；如果食物带核，可以先把核取出；要纠正孩子把小玩具含在口中玩耍的不良习惯。

鱼刺卡喉，处理不当更危险

有段时间，小阳的父母比较忙，就把小阳暂时寄放到了爷爷奶奶那边。中午，美味的蒸鱼摆上桌，爷爷奶奶给小阳夹了许多鱼肉，可能是吃得太急了，小阳突然就被一根细小的鱼刺卡住了。爷爷奶奶一看，立刻就慌了，一个让喝醋，一个让吃馒头，但不管是喝醋还是吃馒头，都没有任何作用。最后，老人只能将孩子送到了医院。

医生说，虽然孩子的喉咙被划伤了，但幸亏鱼刺不大，送来得比较及时，还比较容易取出，最后通过喉镜鱼刺被成功取出。在这之后小阳就不怎么吃鱼了。

鱼的营养价值很高，很多父母平时会买一些鱼回来给孩子吃；鱼的肉质细腻，味道鲜美，很多孩子也都喜欢吃。不过，鱼肉虽好吃，但吃的过程中也隐藏着很多危险，鱼刺卡喉就是危险之一。即使是成年人，在吃鱼过程中，也会遇到鱼刺卡喉的情况，更别说安全意识不高的儿童。儿童在吃鱼过程中，鱼刺卡喉的情况时常发生，使用了错误的处理方式，很容易引起不适，甚至影响到孩子的生命安全。如何应对这种情况呢？

》》 1分钟先了解

我们常说"如鲠在喉"，但实际上，容易卡住鱼骨的部位并不是喉部。

人体进食和呼吸是两条通路消化道主要包括口、咽、食管、胃、小肠和大肠，呼吸道则包括口、鼻、咽、喉、气管、支气管和肺，口和咽是两者的共用通道。卡鱼骨最高发、最常见的部位就是咽部，在咽部，鱼骨会卡住的常见部位包括扁桃体、舌根和下咽部梨状窝。少见的鱼骨卡住的部位包括食管、口腔、胃和肠道等，真正的喉部异物则更少见，能够卡在喉中的，除了刺状鱼骨外，还可能是鱼头等处的片状骨。

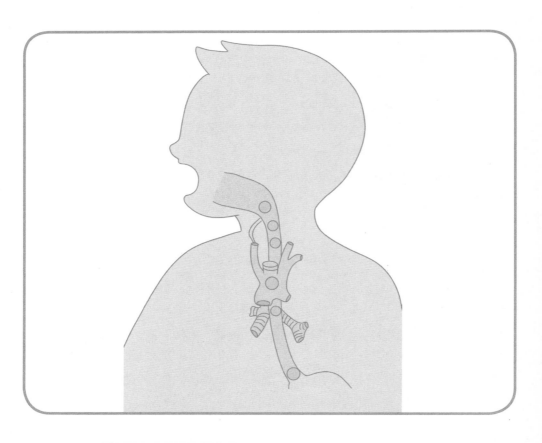

▶ 1. 安抚孩子情绪

　　孩子被鱼刺卡住后，会感到异常难受。年龄较小的孩子，无法控制自己的情绪，可能会因为疼痛而哭闹不安；年龄大一点儿的孩子，也会因为不适感，而反复吞咽唾液。如此一来，鱼刺就可能会卡到更深处，无法及时取出。因此，当孩子被鱼刺卡住喉咙时，家长应当首先安抚孩子的情绪，让他们尽可能地安静下来。

▶ 2. 初步判断

孩子情绪稳定后，家长要仔细观察鱼刺的位置。先让孩子张开嘴巴，然后用手电筒或手机闪光灯照射孩子的喉咙，查看一下鱼刺的位置和大小。能够看到鱼刺，说明它的位置偏外，比较容易取出；看不到鱼刺，就说明鱼刺卡到咽喉的深处了，要带着孩子及时就医。

▶ 3. 采取正确的施救方法

仔细观察了鱼刺的情况后，要采取正确施救方法。在就医不方便，且鱼刺所在位置浅、孩子不哭闹的前提下，如果家长有把握取出鱼刺，可以尝试用小勺压住孩子的舌头，然后小心地用镊子将鱼刺夹出来。

如果鱼刺位置较深，或鱼刺较大，很容易刺伤食管，即使能够看见，家长也要将孩子及时送到附近医院就诊，请专业人员处理。

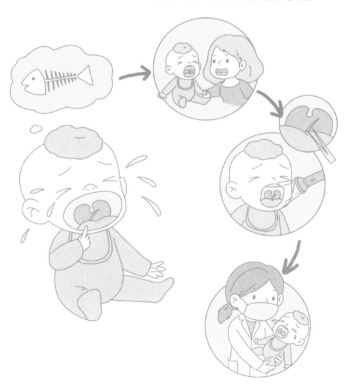

孩子被鱼刺卡住后，不能用下面这几个方法。

1. 不要大口咽饭

孩子若被大鱼刺卡住，大口咽饭只会让鱼刺越插越深，甚至可能划破咽喉、食管和胃部。如果鱼刺扎破大动脉，还会威胁到孩子的生命安全。

2. 不要用力拍打后背

孩子鱼刺卡喉，用力拍打后背没有任何效果，反而会让孩子哭闹得更加厉害。

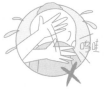

3. 不要喝醋

醋喝下去后，很快就会被孩子咽下，接触鱼刺的时间较短，根本就起不到软化作用，还可能损伤食道。

4. 不要用手抠

用手很难把鱼刺抠出来，还会让咽喉受到刺激，加重孩子的疼痛感，因此最好不要这样做。

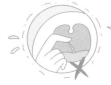

 彩虹医生说

为了防止鱼刺卡喉，家长平时给孩子吃鱼时，要选择刺少的鱼，比如金枪鱼、三文鱼、鳕鱼等。如果孩子还小，不会剔鱼刺，吃饭时，家长要处理好鱼肉，把鱼刺剔除，再把鱼肉弄给孩子吃；如果孩子比较大，就要叮嘱孩子吃鱼认真把鱼刺挑出来再吃。

🐾 动物凶猛！儿童更要防抓咬

一天早上，李先生的儿子在家门口和远处跑来的一只黄色小狗玩，一个不留神就被咬伤，当时家里人简单给孩子清洗包扎了伤口，就以为没事了，没想到几天后，孩子突然神志不清，怕光、怕水，嘴里还不断地流出口水。李先生吓坏了，赶紧把儿子送到医院，经过医生诊断后，确定为狂犬病。虽然确诊了，但狂犬病也没有方法可以治疗，大家只能眼睁睁地看着孩子死亡。

孩子们都喜欢小动物，但是孩子在和动物玩耍时，会不可避免地被抓伤和咬伤。狂犬病毒能够感染绝大部分哺乳动物，家庭中常见的宠物猫、宠物狗，也可能感染狂犬病毒，如果是被有狂犬病的猫和狗咬伤，就有得狂犬病的风险。而即使是没有得病的猫和狗咬伤、抓伤了孩子，也可能给孩子带来极大的痛苦和心理阴影。那么，孩子被猫狗咬伤，家长应该怎么做呢？

≫ 1分钟先了解

为什么儿童比成年人更容易被猫和狗咬伤？主要原因不外乎这样几个。

（1）儿童缺少警惕性，无法分辨猫和狗的警示信号，看到流浪猫、流浪狗也喜欢上前。流浪猫、流浪狗的攻击性强，为了保护领地，就会对孩子发起攻击。

（2）大部分猫狗都有护食行为，正在吃东西或玩玩具时，此时孩子去夺取它们的食物或玩具，它们就可能发起攻击。

（3）如果孩子喜欢吵闹和尖叫，猫狗就容易因焦躁而发起攻击。

（4）孩子体格较小，对猫狗没有威慑性，很容易被扑倒、咬伤。

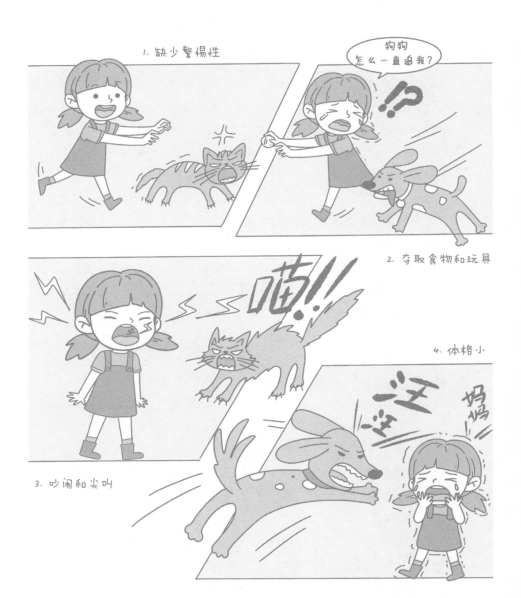

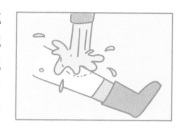

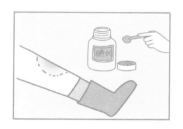

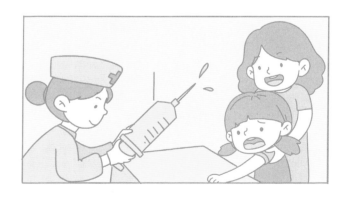

▶ 1. 冲洗伤口

孩子被猫或狗咬破皮肤后，要立刻用流动的水冲洗伤口，把血挤出去，尽可能地把病毒冲走。如果条件允许，最好用20%的肥皂水进行冲洗。冲洗时，要尽可能地把伤口扩大，并用力挤压周围软组织，设法把沾在伤口上的动物唾液和伤口上的血冲洗干净。

▶ 2. 伤口消毒

用碘伏给伤口消毒。如果伤口大量出血，就要在止血的同时尽快到正规医院让医生对伤口进行清理和包扎。

▶ 3. 接种疫苗

尽快到当地防疫部门注射狂犬病疫苗，如果当时不能去，也要在24小时内到医院注射第一针狂犬病疫苗，决不能拖。要在28天内，完成狂犬病疫苗的全程注射。如果伤口被咬得比较严重，或是发现咬人的动物状态异常，则在接种疫苗的同时，还要注射免疫球蛋白。

被感染了狂犬病毒的动物咬伤后，及时接种狂犬疫苗和免疫球蛋白是防止狂犬病发病的关键。

为了保护孩子，只要是被不熟悉的哺乳动物咬伤，都要尽快接种狂犬病疫苗。

彩虹医生说

无论是在家里，还是在户外，都要让孩子远离不熟悉的动物。家里如果有宠物，就应当定时给宠物接种狂犬疫苗。孩子与宠物玩耍时，大人要在一旁看护。不要让孩子与大型或攻击性较强的宠物接触，不要让孩子拿着宠物的食物与宠物玩耍，也不要在宠物进食时去打扰它。如果发现宠物状态异常，就要立刻把宠物与孩子分离开。

🍃 虫蛇有毒！冷静应对莫大意

一天中午，7岁的女孩和小伙伴在家附近水塘边玩耍，当时没觉得有什么不对劲。当天回家后，觉得脚背上痒，以为是被水边的毒蚊子咬了，便涂了点风油精。几天后，女孩腿脚肿得厉害，家人又给她涂了些卫生院配的药膏，结果，伤口不仅没有好转，还出现了几个很大的水疱，惨不忍睹。家人带着女儿火急火燎地赶到杭州求诊。医生一看，发现女孩左大腿上有一处伤口，局部红肿，右脚背上的皮肤还起了很大的水疱。抽血结果提示，女孩凝血功能异常、炎症指标偏高，需要立刻收治入院治疗。经过治疗，女孩脚背和腿上的红肿终于开始消退。

很多父母都会带孩子去郊外游玩，如果是在春夏，蛇虫也会出来活动，此时，孩子就很容易被蛇虫咬伤，轻者会在嫩白的皮肤上留下瘢痕，重者还会危及生命。 因此，父母一定要知道孩子被蛇虫咬伤后如何处理，以最大程度地缓解孩子的不适，在必要时还能为送医抢救争取时间。

≫ 1分钟先了解

被常见的虫和蛇咬伤了会有什么症状？一起来了解一下。

▶ 1. 蚊子

蚊虫在叮咬时，其唾液会刺激皮肤，被叮咬处的皮肤就会出现红肿的斑块，又痛又痒。如果过分挠抓，不仅容易发生感染，还会刺激组织液渗出，造成局部红肿，且越抓越痒。

▶ 2. 蜈蚣

蜈蚣的第一对脚呈钩状，非常锐利，钩端有毒腺口，一般称为腭牙、牙爪或毒肢等，能分泌毒液。蜈蚣咬住猎物后，其毒腺就会分泌出毒液，从腭牙的毒腺口注入被咬者皮下，继而引发中毒。

▶ 3. 蚂蟥

蚂蟥又称水蛭，孩子在水中玩耍，就可能遇到这种虫子。一旦皮肤有破损，流出血液，就会吸引蚂蟥前来吸血。蚂蟥在叮咬时会分泌一种抗凝物质，会让伤口血流不止，如果强行拉扯导致吸盘留在人体内，还可能造成感染。

▶ 4. 蝎子

在蝎子尾部，有一根与毒腺相通的钩形毒刺，蜇人时，毒液会由此进入伤口。蝎毒内含毒性蛋白，主要有神经毒素、溶血毒素、出血毒素等，还有一种毒素能够使心脏和血管收缩。

▶ 5. 蜘蛛

蜘蛛的种类有很多，毒性也不一样，有神经毒素、细胞毒素、溶血毒素等。被蜘蛛咬伤后，可能会出现恶寒、呕吐、腹痛等全身中毒症状。

▶ 6. 蜱虫

蜱虫又名壁虱、扁虱、草爬子，以吸食血液为生，是多种传染病的传播媒介。被蜱虫叮咬后，当时一般都没有疼痛感，但如果蜱虫的螯肢、口下板同时刺入宿主皮肤，就可能导致局部充血、水肿，引发急性炎症反应。如果蜱虫携带病原体，还可能造成脑炎、出血热、莱姆病等感染性疾病。

▶ 7. 蛇

蛇咬伤主要分为两种，一种是毒蛇咬伤，一种是无毒蛇咬伤。后者不会对孩子造成大的危害，完全可以按照一般外伤处理；而前者，会根据蛇毒的不同，导致不同的症状，如出血不止、伤口溃烂、呼吸困难、抽搐等，甚至可能导致死亡。

▶ 1. 蝎子、蜘蛛

被蝎子或蜘蛛蜇伤，在伤肢靠近心脏的一端 2 ~ 3 厘米处，用布带扎紧，每 15 分钟放松 1 ~ 2 分钟，尽量让含有毒素的血液由伤口排出，如有条件可拍照或抓住蜇人的蝎子或蜘蛛，随后尽快到医院治疗。

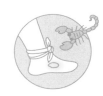

▶ 2. 蜈蚣

被蜈蚣咬伤，第一时间就要用肥皂水清洗伤口，如果疼痛可用毛巾裹住冰袋进行冷敷，然后到医院治疗。

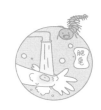

▶ 3. 蚂蟥

发现蚂蟥在皮肤上吸血时，不要用力牵拉，一旦吸盘断在皮内，就会造成不易愈合的溃疡。可在吸附处的周围用手轻拍，或用食醋、酒、盐水、烟水、清凉油等刺激性的物品涂抹，使其自然脱落。然后，尽快到医院治疗。

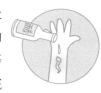

▶ 4. 蚊子

被蚊子叮后瘙痒，可以冷敷一会儿，缓解瘙痒。也可以在局部皮肤上涂抹药膏来止痒，比如清凉油、止痒药水、复方炉甘石洗剂等。

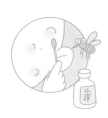

▶ 5. 蜂

被蜂蜇伤后，检查伤口有无毒刺，若有，则要尽快去除毒刺，最好是用卡片将其刮出，也可以用镊子夹住毒刺的下端将其拔出，或用无菌针头将其挑出。不要用手去捏住毒刺拔，以避免毒刺中残留的毒液挤到伤口里。去除毒刺后，可以用碘伏消毒伤口。要注意过敏情况，如果情况严重，立刻就医。

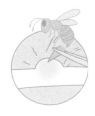

▶ 6. 蜱虫

发现蜱虫叮咬皮肤，可以用酒精、乙醚、氯仿、旱烟油涂在蜱虫的头部，使其麻痹，然后用镊子夹住头部，轻轻拉出；也可以在蜱虫旁用点燃的香烟、蚊香烤它，数分钟后蜱虫就会自行松口。如果操作起来比较困难，也不要强行拔除，以免扯伤皮肤，或导致蜱虫的口器折断在皮内，最好去医院找医生处理。

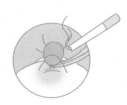

▶ 7. 蛇

被蛇咬伤后要镇定。如果是无毒蛇，则不必紧张，而如果是毒蛇，或是无法分辨是否是毒蛇，则要尽快进行处理。如果现场有两个人，可以一个人安抚孩子，避免孩子哭闹和跑动，另一个人就地做紧急处理。

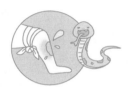

首先，用布带、止血带、皮带或手帕等条带状物品，在伤口靠近心脏的一端进行捆扎，以减缓毒素扩散。每捆扎 20～30 分钟，放松 5 分钟，再重新捆扎。

其次，就近找水源，用清水反复冲洗伤口，以减少毒素吸收。

再次，尽快送往最近的医院，最好先查一查附近哪家医院有蛇毒血清，并打电话过去确认后再送医，避免耽误救治。尽可能地记住蛇的特征，也可以拍下蛇的照片，方便医生辨别蛇的种类并对症下药。

TIPS

要慎重选用风油精、花露水等防虫止痒药水，以免发生过敏反应，加重咬伤处炎症。

彩虹医生说

由于蜱虫会传染疾病，近几年，父母圈子里对蜱虫又有了一些小小的"恐慌"。其实蜱虫并没有那么可怕，即使咬伤人，通常也不会造成严重的后果。平时，我们也有一些方法可以避免被蜱虫叮咬：首先是尽可能地远离蜱虫的生存区域，蜱虫一般都喜欢在野外生活，要尽可能地避免长时间接触落叶、草地，尤其是在雨后，尽量不要去草地玩耍，去野外玩了回来一定要洗澡；其次，可以买一些含有菊酯的驱虫剂，喷在衣服上，也可以驱赶蜱虫；最后，带孩子去野外，要尽量给孩子穿浅色的长衣长裤，浅色的衣服更容易看出身上是否有虫，这样蜱虫即使爬到身上，也往往是爬到衣服上就被发现了。

酷热难耐，中暑处理要及时

一名6岁男孩参加户外活动后，突然中暑。据报道，当天上午10点学校组织学生去公园采集昆虫和花草，在前往公园途中，男孩就有些跟不上同学的步伐；回来的路上，男孩也多次表示"有点儿累了"。

上午11点返回学校后，男孩唇色发紫，陷入了昏迷，被紧急送往医院救治。医生诊断为中暑，经过几天的治疗，男孩才脱离危险。

如今的天气越来越极端，夏天的气温屡屡"破表"，40℃的高温热浪让人难以忍受。孩子通常都不喜欢整天待在家里，暑假期间，更喜欢往外面跑，自然就容易中暑。那么，孩子中暑，家长应该怎么做呢？

》》1分钟先了解

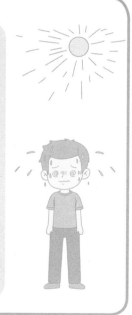

人是恒温动物，通过下丘脑体温调节中枢的调节，正常情况下，无论外界气温如何变化，体温都能维持在36～37℃。不过，人体对周围环境温度的升高程度和持续时间有一定耐受限度，长时间处于高温环境中，机体就会丧失调节功能。

在温度、湿度较高且不透风的环境下，人体散热受阻，体温升高到一定程度后，体温调节中枢会出现功能障碍，加上高温导致水和电解质丢失，引发以中枢神经和（或）心血管功能障碍为主要表现的急性疾病，这就是中暑，医学上称为"热射病"。

根据具体表现的轻重，可以将中暑分为三种：先兆中暑、轻症中暑和重症中暑，三者之间的关系是渐进的。

▶ 1. 先兆中暑

症状： 孩子处于高温环境中，会出现头痛、多汗、头晕、口渴、注意力不集中、四肢无力发酸、动作不协调等症状，体温会正常或略有升高。

预后： 只要及时处理，就能在短时间内恢复。

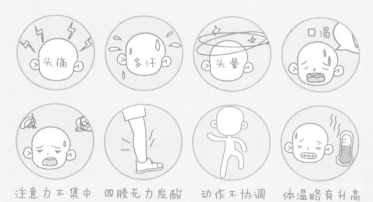

▶ 2. 轻症中暑

症状： 症状进一步加剧，除了头晕、口渴外，还会伴有面色潮红、大量出汗、皮肤灼热等表现，体温往往超过了38℃。

预后： 及时处理，可以在数小时内恢复。

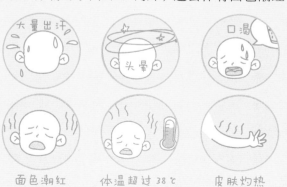

▶ 3. 重症中暑

症状： 孩子的症状已经比较严重，除上述症状外，还伴有昏厥、昏迷、肌肉痉挛等症状。如果情况严重，还会出现四肢湿冷、面色苍白、血压下降、脉搏增快等现象。

预后： 一旦孩子出现重症中暑，最好立刻去医院治疗。得不到及时治疗，孩子的生命就会遭受威胁，千万不能大意。

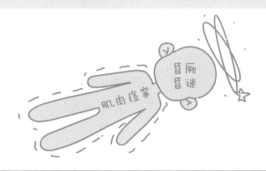

》》 关键时刻这样做

▶ 1. 搬移

中暑初期，要将孩子迅速搬到阴凉通风的地方，让孩子平卧，解开他的衣扣，松开或脱去衣服。如果衣服被汗水湿透，要更换衣服。

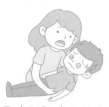

迅速到阴凉的地方

▶ 2. 降温

在孩子的头部捂上一块冷毛巾，同时用凉水进行全身擦浴。为了加速散热，可以用电风扇吹风。不过，不要快速降低孩子的体温，当体温降到38℃以下时，所有的强降温措施（如冷敷）都要停止。

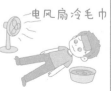

电风扇冷毛巾

▶ **3. 补水**

如果孩子意识清楚，可以让他喝一些清凉的饮料。补充水分时，可以加入少量盐或小苏打，但千万不要急于补充大量水分，否则会引起呕吐、腹痛、恶心等症状。

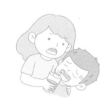

▶ **4. 转送**

重症中暑的孩子，必须立刻送往医院诊治。搬运孩子时，最好用担架运送，不要让孩子步行；同时，在运送途中，要尽可能地在孩子的额头敷冰袋，进行物理降温。

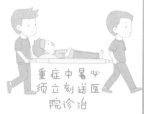

 彩虹医生说

婴儿体型较小，体温更容易升高，因此比成年人和大孩子更容易中暑。要预防婴儿中暑，要做到以下三点。

1. 不要将孩子单独留在车上

即使离开时间不长，也不能把孩子留在车上，下车关门时，一定要检查一下，看看孩子是否在车上。

2. 及时补充水分

及时补充水分能有效预防中暑。家长在平时要鼓励孩子多喝水，即使孩子在玩耍，也要记得时不时补充水分，避免孩子玩得满头大汗却滴水未进。此外，不能用饮料代替白开水。

3. 穿衣要适宜

婴儿的代谢比成年人旺盛，因此更怕热。在炎热的夏季，应当给孩子穿宽松、柔软、轻薄透气的衣服，这样能让热量尽快发散，避免中暑。

发热虽常见，处理也要讲方法

　　这天，儿子第一次发热。小敏之前看过关于孩子发热科学护理的文章，看到孩子精神还不错，就没打算送医院，只是用物理降温，温度高了就吃退热药。

　　公婆却非常着急，第二天趁小敏不在，婆婆找了一些偏方准备给孩子退热，小敏发现后及时制止。婆婆跟小敏争执起来，说："我这是为孩子好，不及时退烧，孩子会烧坏脑袋。"看着正在发热的孩子，又看着严肃的婆婆，小敏的内心开始动摇，不知道自己的做法是否正确。

- -

　　在孩子的成长过程中，父母都会经历许多的第一次，而孩子第一次发热常常会让新手爸妈们手忙脚乱，不知所措。孩子一发热，父母都会焦急万分，同时也有很多困惑，比如：孩子发热到多少度就该送医？什么时候要吃退热药？退热药该怎么用？那么，我们一起来看看，孩子发热了应该怎么办。

》》 1分钟先了解

　　发热，指体温超过正常范围，正常情况下，孩子的腋表体温为 36 ～ 37℃，一旦超过 37.3℃，就认为是发热。

　　其实，发热是身体对抗入侵病原的一种保护性反应，引起发热的病因有很多，常见的原因主要是细菌、病毒入侵机体，感染了呼吸道。发热是孩子生长发育必须经历的一个过程，家长也不用过于担心。但是，如果孩子体温快速升高、连续发热三天以上不见好转或出现高热惊厥，要及时就医。

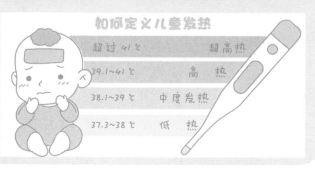

如何定义儿童发热	
超过 41℃	超高热
39.1～41℃	高热
38.1～39℃	中度发热
37.3～38℃	低热

当孩子体温升高时，可以使用以下物理退热方法，让孩子舒服一些。

▶1. 用温水拭浴或泡澡

将孩子衣物解开，用温水 (37℃左右) 擦拭全身或泡澡，能使孩子的皮肤血管扩张，帮助孩子散发热量。每次泡澡时间控制在 10 ~ 15 分钟，4 ~ 6 小时一次。

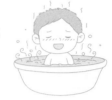

▶2. 使用冷水枕

如果孩子的体温达到 38℃，可以使用冷水枕，利用其较低的温度来局部散热。不过，6 个月以下的婴儿不要用冷水枕，因为婴儿不易转动身体，且体温调节功能尚未发育好，冷水枕可能会导致体温过低。

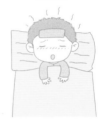

▶3. 适当增减衣物

如果孩子四肢冰凉、猛打寒颤，可以将一条毛毯盖到孩子身上；如果孩子的四肢和手脚温热，全身出汗，则应让孩子少穿点衣服，利于其快速散热。

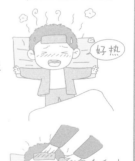

▶4. 冷敷

用冷毛巾敷在孩子的前额，毛巾变热后，用冷水浸后重新敷用。

▶5. 多喝水

多喝水不仅有助于发汗，还能补充体内流失的水分，避免孩子脱水。

彩虹医生说 //

　　婴幼儿的退热药物，家长可以根据孩子的年龄和具体的症状来选择。

　　2 岁及以下婴幼儿普通发热，优先选用对乙酰氨基酚（扑热息痛）。对乙酰氨基酚退热起效快，控制体温的时间大约为 2 小时；它的副作用相对较少，安全性较高。

　　3 岁以上儿童发生高热，可以使用布洛芬。布洛芬退热相对平稳而持久，控制体温的时间可以持续 6～8 小时；对 39℃ 以上高热，它的效果更强，可以维持 4～6 小时。

高热惊厥不可怕，保证舒适最要紧

前不久，郭女士经历了孩子高热惊厥的过程，现在想起来她还是惊魂未定。孩子刚满 6 个月，上个月一个早上，郭女士抱起来准备喂奶，突然觉得孩子开始浑身发硬、剧烈颤抖，双眼紧闭。

郭女士立刻感觉到孩子不对劲，摸了摸孩子的手脚发现他手脚冰冷，又看到孩子浑身打颤，以为他很冷，立刻拿出一条小被子，裹着孩子开车去了最近的卫生院。（后来才知道自己做的都错了，想想就觉得后怕。）

郭女士抱着孩子冲进急诊室，医生一看，立刻让人解开孩子的被子、衣服，说："孩子发热了，高热惊厥。"并用湿巾擦孩子的脖子和胸口。孩子这才缓过一口气，"哇"地一声哭了。之后，医生给孩子服用了退烧药，安排他们送去市里的儿科医院住院。

惊厥，其实就是人们口中常说的抽风，主要表现为全身或局部的肌肉发生自己不能控制的收缩，还可能伴有意识障碍。高热引起的惊厥，是每个家长都不愿面临的问题。因为婴幼儿的神经系统发育尚未完善，所以相比起成年人，婴幼儿在高热之后更容易发生惊厥，年龄越小的孩子，越容易发生。那么，当孩子发生高热惊厥时，家长应该怎么做呢？

≫ 1分钟先了解

高热惊厥是儿童期常见的神经系统疾病，是儿科常见的急症之一，是指体温超过 38℃时发生的惊厥，并排除颅内感染及其他导致惊厥的器质性或代谢性疾病。各年龄段儿童均可发生，以 5 个月~6 岁多见，发病率为 2%~5%。

▶ 导致高热惊厥的因素主要有三个：

（1）孩子的神经系统还没有发育完善，不过随着年龄增长，情况会有所改善。

（2）与遗传有关，如果家族史中有高热、惊厥等病史，孩子发生高热惊厥的概率会更高。

（3）高热惊厥与感染有关，最常见的是上呼吸道细菌感染，病毒感染也会引发高热惊厥。

高热惊厥的主要表现为突然发生的全身或局部肌群的强直性或阵挛性抽搐，双眼球凝视、斜视、发直或上翻，伴意识丧失。

如果你发现孩子有发热，并满足以下几条，就要注意了。

（1）孩子突然失去意识，对大人的呼唤毫无反应。

（2）全身僵硬、四肢开始强直抖动，甚至还会出现呻吟、大小便失禁等。

（3）眼球会不规则地转动或凝视，并紧咬牙关。

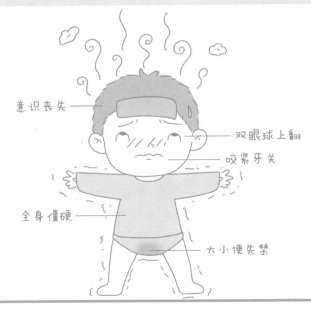

意识丧失

双眼球上翻

咬紧牙关

全身僵硬

大小便失禁

儿童发生高热惊厥，大部分时候即使不采取任何医疗措施，也可以自动停止。因此，家长通常不必过于紧张，不过，还是要做一些事，来保护孩子并让孩子感觉更舒服。

▶ 1. 将孩子置于平坦处

选择一个平坦柔软的地方，比如地毯、床上，把孩子放好，让孩子侧躺，头稍往后仰。注意周围不能有可能磕碰到孩子的物品，不要紧抱、摇晃、呼唤孩子或用力按压孩子的肢体。

▶ 2. 保障呼吸通畅

把孩子口周围的唾液和残渣清理干净，但不要强行探入孩子口中或往口中放任何东西，如汤勺、毛巾等。

▶ 3. 出现异常症状拨打 120

如果孩子高热惊厥时间超过 5 分钟，或伴有呕吐、脖子强直、呼吸困难等症状，又或者惊厥停止后，孩子没有很快恢复意识，就要立刻拨打 120。

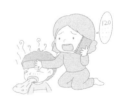

▶ 4. 让孩子觉得舒服

为了让孩子呼吸更顺畅，可以松开他的领口，脱下紧身的衣服，撤去被褥，适当开空调降温，让孩子觉得舒服一些。

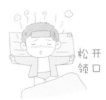

松开领口

▶ 5. 做好相关记录

记录惊厥持续时间、孩子发作症状等，也可以用手机录下来，为医生后续的诊断提供依据。

▶ 6. 前往就医

即使孩子高热惊厥没有超过 5 分钟，结束后也应该带孩子去就诊，最好是能查明发生惊厥的原因，排除癫痫等严重的疾病。

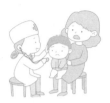

彩虹医生说

高热惊厥对孩子的危害非常大，平时该怎样预防高热惊厥的发生呢？

（1）平时要加强护理，注意营养，增强孩子的体质，尽量减少高热的频次。

（2）如果孩子曾经发生过高热惊厥，那么在患感冒或热性病初期，就要预先给他口服退热剂，也可以采用物理降温，以防体温突然升高。

（3）如果孩子有高热惊厥转为癫痫的危险因素，比如孩子的父母有高热惊厥史或癫痫史，就要到医院进一步检查，由医生决定是否需要长期服药。

癫痫原因多，这样最稳妥

杜女士的儿子小易今年6岁，得了癫痫，几乎每年都要发作一次。

前段时间，杜女士带小易去医院检查，医生给他配了一些药之后，病情有所好转。前不久，小易不慎摔了一跤，随后每天都会抽风憋气十多次，甚至不能走路了。杜女士很担心，之后通过学习，了解了儿童癫痫症状的主要表现。渐渐地，杜女士也能很好地应对小易癫痫发作的问题了。

癫痫俗称"羊儿疯"，很多家长都听说过这种病，曾经，癫痫在民间被传得玄之又玄，就好像是种"不治之症"。其实，随着诊疗技术的不断发展，对癫痫的诊断和治疗水平不断提高，多数癫痫患者的病情都能得到控制，能正常生活和学习。但是，如果孩子的病情被耽误，没有及时治疗，也会对孩子的身体健康造成不小的危害。因此，当孩子发生癫痫时，家长应当重视并进行恰当的处理。那么，应该怎么做呢？

》 1分钟先了解

癫痫是一种神经系统综合征，病因复杂，发作反复，通常都是由阵发性、暂时性脑功能紊乱引发。癫痫主要有原发性和继发性两种。癫痫的症状有强直、手脚抽动、失神、突然跌倒、不断点头、流口水等，伴有或不伴有意识丧失。以下四点是最常见的症状。

▶ 1. 失神

患有癫痫的孩子可能会出现失神。失神发生时，孩子的性格可能会发生很大变化，甚至可能出现认知障碍、无反应等现象。

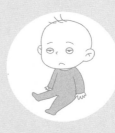

▶ 2. 意识丧失

患有癫痫的孩子大多会出现意识丧失。通常在意识丧失之前，并不会有什么征兆，很难被提前预见，其后遗症也不太明显。在未发作时到医院做脑电图检查，结果多数也会显示为正常。

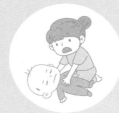

▶ 3. 屏气发作

这种症状多发生在 6~18 个月的婴儿身上。屏气发作之前，孩子会发脾气、大声哭闹等，屏气发作时可看到孩子的嘴唇青紫，有的孩子还会同时出现肌肉抽动。

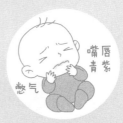

▶ 4. 抽动障碍

孩子患有癫痫，还会表现为抽动障碍。典型的症状是孩子会不自主地或反复快速地多个部位肌肉抽动。

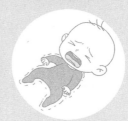

有些孩子在癫痫发作时，由于救护措施不当，会发生意外损伤，如由于强力拉直其肢体导致骨折、脱位、肌肉撕裂等。其实，孩子癫痫开始大发作时，家长应当这样处理。

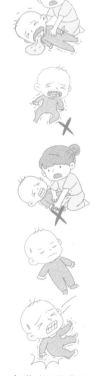

▶ 1. 让孩子躺下

立刻扶孩子躺下，清理周围的物品，防止摔倒或碰伤。

▶ 2. 保持呼吸道通畅

解开孩子衣扣，让孩子的脸偏向一侧，使唾液和呕吐物尽量流出口外，以保持呼吸道通畅。

▶ 3. 嘴里不要塞物体

家长可以拿纸巾擦干净流出口外的唾液、呕吐物，但不要将任何东西塞入孩子嘴里，通常他们不会咬伤自己。

▶ 4. 不要按压肢体

孩子抽动时，不要用力按压孩子的肢体，以免造成骨折或扭伤。

▶ 5. 减少搬动

孩子在发作后可能会昏睡不醒，尽可能减少搬动，让孩子适当休息。

▶ 6. 检查伤情

对摔倒在地的孩子，要检查一下有无外伤。如果有外伤，要根据具体情况进行处理。

如果癫痫发作持续30分钟以上，或连续多次发作、发作间隙意识没恢复，就称为"癫痫持续状态"。此时如不及时救治可出现脑水肿、脑疝、呼吸衰竭。因此，一旦孩子出现癫痫持续状态，应立即送往医院。

彩虹医生说

　　有些家长在孩子屏气时非常紧张，害怕孩子会因为屏气而窒息，实际上癫痫导致的肌肉痉挛通常只会持续数十秒，屏气也可缓解，所以孩子屏气时，不必急于人工呼吸。尤其不可强行挤压胸部，以免造成肋骨和胸肺的损伤。

　　记住，也不可掐人中、扎百会、抠涌泉、刺十宣，这些不仅不能缓解痉挛，甚至适得其反，还会造成出血、感染。

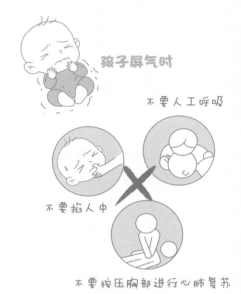

孩子屏气时

不要人工呼吸

不要掐人中

不要按压胸部进行心肺复苏

过敏可致命，休克要注意

这天，在学校吃过午饭后，小婉全身瘙痒、舌头发麻，老师立刻联系了小婉妈妈。想到女儿原来吃麻团曾经过敏，妈妈赶紧把小婉送到儿童医院就诊。

到医院时，小婉的神志还比较清楚，不过在就诊过程中出现了四肢乏力、紫绀、全身皮疹、意识不清、血压下降等过敏性休克症状。看到孩子的问题越来越严重，医生争分夺秒进行抢救，总算是让小婉转危为安。后来，医院为小婉做了过敏原检测，发现她是对小麦过敏。

无论是儿童还是成年人，吃了某些食物或使用了某些药物、接触尘螨或花粉等，都可能发生过敏反应，如果过敏严重，出现过敏性休克，还可能引发喉头水肿、意识丧失、血压下降等危及生命的情况。那么，如果孩子发生了过敏性休克，家长应该怎么做呢？

≫ 1分钟先了解

造成孩子过敏性休克的原因主要有以下几个。

▶ 1. 食物

任何食物都可能诱发过敏性休克，但最常引起过敏的是牛奶、蛋清、花生、鱼虾和坚果等食物。如果平时家长发现每次孩子吃下某种食物后都会出现起疹子、腹痛、喉中有痰甚至呼吸困难等症状，就要考虑孩子是否对此类食物过敏了。

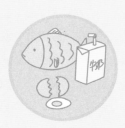

▶ 2. 疫苗

有些疫苗中含有容易致敏的物质，当孩子打疫苗时，有可能出现过敏性休克。如果孩子本身是过敏体质，那么在打完疫苗后，家长就要格外注意，看看孩子是否出现异常。

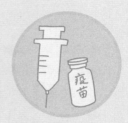

▶ 3. 虫类叮咬

虫类叮咬是引发孩子过敏性休克的一大原因，因此在带孩子亲近大自然时，一定要先做好防虫的准备，从源头上避免发生过敏性休克。

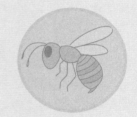

▶ 4. 药物

很多药物都可能引发过敏，比如常见的青霉素、红霉素等抗生素就可能引发过敏。容易引发过敏的药物，医生在使用前会进行"皮试"。家长也要记得孩子对哪些药物过敏并在就医时告知医生，避免不必要的伤害。

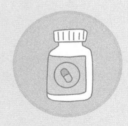

▶ 5. 皮肤试验和免疫治疗

孩子接受皮肤测试或免疫治疗时，所用变应原可能是孩子过敏的物质，因此在带孩子进行皮肤试验或用变应原进行免疫治疗时，一定要格外关注孩子的状态。

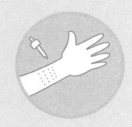

孩子过敏性休克，有什么方法可以辅助病情缓解呢？

▶ 1. 停止接触过敏原

让孩子立刻停止接触花粉、粉尘等过敏原，立刻停止过敏药物注射。

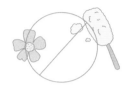

▶ 2. 保持气道通畅

尽量清除孩子口鼻中多余的分泌物，保持气道通畅。

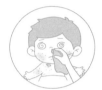

▶ 3. 注射肾上腺素

立即给予肾上腺素注射，这一步应由专业医生进行。

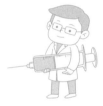

▶ 4. 心肺复苏

如果情况比较严重，家长发现孩子已经停止呼吸、心跳，就要立刻开始心肺复苏，并尽快送往医院。

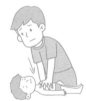

>> **过敏体质儿童的日常护理**

有些孩子天生体质就容易过敏，如果发现自己的孩子也容易过敏，那么父母就要多花些心思，在日常中也要注意护理。通常来说，护理应该注意这几点。

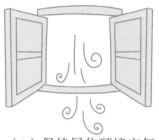

（1）保持居住环境空气的清新，经常开窗透气。

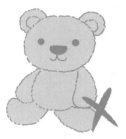

（2）家中尽量不要出现毛绒制成的玩具、地毯等。

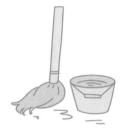

（3）养成定期大扫除的习惯，保持家具的干净整洁。

（4）尽量不要在花粉多的季节外出。

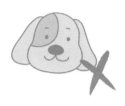

（5）最好不要养宠物，如果想要养宠物，尽量选择低致敏性的，并保证宠物的清洁卫生。

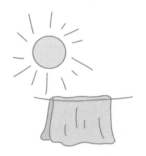

（6）在阳光充足时，多晒晒被子和衣物，杀死床上用品和衣物上的螨虫。

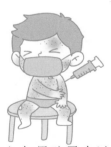

（7）如果孩子有过敏性疾病，要积极防治。

彩虹医生说

（1）如果孩子是过敏体质，接种疫苗应谨慎。某些疫苗所含的一些特殊的蛋白质，很可能会引起过敏症状。

（2）尽量不要让孩子吃已知会引发过敏的食物，"多吃几次就好了"的观点不可取。

（3）平时要让孩子适度运动，增强免疫力后，很多孩子的过敏问题也会减轻。

🌸 突发腹痛，小心急腹症

炎炎夏日，躲在空调房内，吃着冰激淋、抱着大西瓜啃也成了不少孩子的夏日消暑方式，但患有肠梗阻、肠套叠、阑尾炎等急腹症的孩子明显增多。

有个五岁的孩子因为贪凉，控制不住自己，白天吃了较多冰激淋，到了晚上便开始呕吐腹泻，到医院检查，发现是急性胃肠炎。幸亏来医院及时，没有出现严重的问题。

突发的腹痛是儿科急诊常见症状之一，占急诊患儿的 8%。腹痛是小儿急腹症的主要表现。

很多父母都遇到过孩子突发腹痛的情况，那么什么样的处理才是合适的呢？

》》 1 分钟先了解

急腹症，是指以急性腹痛为突出表现的急性腹部疾病的总称，具有发病急、进展快、病情重，需要早期诊断和紧急处理的临床特点。小儿急腹症，常见于化脓性阑尾炎、肠梗阻、肠痉挛、嵌顿疝等腹腔疾病。小儿急腹症腹痛的特点可以概括为"一急二快三固定"，即腹痛发生急骤、病程进展迅速、疼痛位置相对固定。

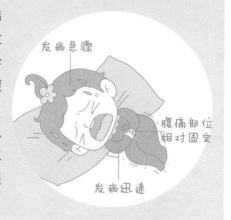

发病急骤

腹痛部位相对固定

发病迅速

引起孩子急腹症的病理因素共有三大类，即腹腔及其器官的感染、梗阻和创伤。

▶ 1. 感染

由感染引发的腹痛，变化一般都非常迅速，而腹痛多为首发症状。早期以阵发性腹痛为主，晚期才会加剧持续性、阵发性腹痛，同时伴有一系列局部和全身感染中毒症状。

▶ 2. 梗阻

梗阻性疾病导致的腹痛，通常都会伴随着呕吐、停止排便排气，疼痛发生间隔与肠蠕动的频率保持一致。

▶ 3. 创伤

如果在肠梗阻晚期发生血液循环障碍，形成绞窄性肠梗阻，持续性腹痛阵发性就会逐渐加剧，全腹会出现膨隆、压痛等，伴随有肌肉紧张和全身中毒等。

>> 关键时刻这样做

▶ 1. 痉挛性疼痛

这类疼痛通常都是一阵阵的，在排便、排气后能够缓解。痉挛性疼痛可能是由于吃了生冷食物或刺激性食物，想要缓解疼痛，可以让孩子喝一些热水，也可以在腹部进行热敷。同时，要密切观察孩子的情况，如果疼痛没有缓解，仍然要到医院进行治疗。

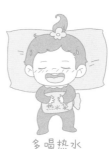

多喝热水
热敷

▶ 2. 肠绞痛

婴儿的胃肠道发育还没有成熟，如果孩子年龄小、半夜总是出现不明原因的哭闹，很可能是出现了肠绞痛，可以尝试"飞机抱"来缓解。有些孩子的肠绞痛是因为过敏或乳糖不耐受造成的，那么就要调整孩子的饮食，更换低敏奶粉或无乳糖奶粉。

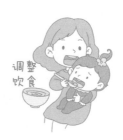

调整饮食

▶ 3. 梗阻与炎症并存

如果孩子的腹痛非常剧烈，疼痛持续时间较久，甚至有加剧倾向，同时孩子拒绝家长触摸、按压腹部，就可能是梗阻与炎症并存。如果遇到这种情况，一定要尽快到医院去进行治疗。

TIPS

孩子的急性腹痛通过药物治疗有所缓解后，要及时调整饮食，吃一些清淡温热的流食，比如米汤、米粥、面汤、胡萝卜汤、苹果汤等，让孩子多喝温开水，不要吃生冷寒凉、粗糙干硬、难消化的食物，少吃甜腻的食物。

彩虹医生说

如果孩子突发不明原因的腹痛，需要警惕以下情况。

1. 急性肠套叠

急性肠套叠多出现在婴幼儿身上，表现为突发性呕吐、阵发性哭闹（阵发性腹痛所致）。发病时摸孩子的肚子，会感受到一个像香肠样的东西，发病12小时左右，孩子就会拉出"果酱"般的大便。

2. 急性阑尾炎

多数阑尾炎的疼痛点在右下腹，但肚脐周围疼痛都有可能是阑尾炎所致。这种疼痛会持续一段时间，会有按压痛，和按压后的反跳痛，并可能伴有呕吐及发热，体温可高达39℃。

3. 嵌顿疝

嵌顿疝往往发生在原有疝气的小儿身上。嵌顿疝发病时，触摸孩子的大腿根（腹股沟）位置，可以摸到凸起的异物，孩子会有腹痛、呕吐等症状。

4. 急性肠炎

急性肠炎一般发病急骤，伴随发热、腹泻、呕吐等症状，腹泻前会伴有阵发性腹痛，但腹胀不明显。

这几类都是发病急骤、症状明显且后果较为严重的疾病。作为父母，有时可能很难辨别到底是什么原因导致孩子腹痛，因此，最好是在发现孩子有剧烈腹痛后就尽早送孩子到医院就诊，让专业的医生来判断。

这些日用品，误服很严重

晚上8点左右，小玉在自家院子里玩耍时，看到阳台上放着一个塑料瓶，拿起来一看，见写着"白水"，就打开喝了一口，随即大叫起来。家人听到便赶过来，发现小玉满脸通红，张大嘴巴，吐出舌头，想吐吐不出来。

到医院后，家人告诉医生，小玉误服的"白水"，学名叫过氧化甲乙酮，是一种高毒化学制剂。经过一系列积极的治疗，小玉的情况逐步稳定，检查后，确定孩子体内未出现感染、胸腔无积液、食管也没有明显狭窄，但无法确定食管后续是否会出现狭窄，仍然需要密切观察。为了进一步落实治疗方案，需要每隔15天检查一次。

儿童喜欢用口来探索世界，这是正常的，但生活中总有一些危险的物品，比如消毒液、杀虫剂等，一旦孩子误食，就会遭到伤害。通常，伤害的程度由化学制剂的类型、浓度、剂量、食管的解剖特点、呕吐情况以及腐蚀剂与组织接触的时间来决定，受伤部位则包括食管、

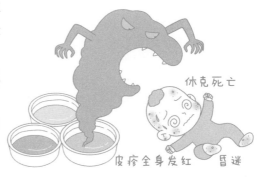

口咽部、喉部、胃等部位，而食管往往受伤最重，轻则食管狭窄，重则食管穿孔。遇到这种情况，该如何应对呢？

家庭中易导致儿童误食中毒的日常用品主要有：

（1）身体清洁用品：洗手液、沐浴液、洗发液等。

（2）卫生用品：洗衣液、洁厕液、84消毒液、樟脑丸等。

（3）杀虫用药：杀虫喷雾、老鼠药、蟑螂药、电蚊香液等。

（4）其他日用品：汽油、煤油、干燥剂、温度计内水银等。

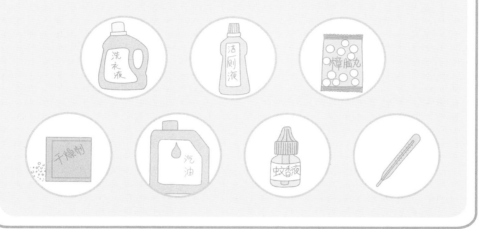

孩子误服化学制剂后，要跟据化学制剂性质的不同，采取不同的处理方法，第一时间采取救护措施。

▶ **1. 误服洗涤剂**

家庭常用的洗手液、洗衣液等洗涤剂，主要成分多为阴离子表面活性剂，毒性较低，不会对人体造成急性毒性伤害，但误服后，胃肠道会感到不适，出现腹泻。如果家长发现孩子误服洗涤剂，就要立刻按压舌根进行催吐，并让孩子多喝水，来稀释喝下去的液体，减少对胃肠道的刺激。

▶ 2. 误服 84 消毒液

84 消毒液的主要成分为次氯酸钠，容易对咽喉、食管和胃黏膜等造成腐蚀。一旦发现孩子误服，为了不加重食道的损伤，不要催吐，可以服用牛奶、蛋清等富含蛋白质的食品，进行中和，并在消化道形成保护层，减少毒物的吸收。

▶ 3. 误服樟脑丸

家庭中常用的樟脑丸，多数都含有苯类毒性物质，如果发现孩子误食，先尽量催吐，同时尽快去医院进行进一步处置。

▶ 4. 误服干燥剂

食品中的干燥剂主要分为两大类：

（1）碱性化学物质，主要成分是生石灰（氧化钙），误食后，容易灼伤口腔或食道，因此千万不要催吐，也不要用任何酸性物质来中和，避免造成二次伤害。要立刻服用牛奶、蛋清等。

（2）吸附剂，常见的为硅胶。硅胶是一种半透明颗粒状，在胃肠道不能被吸收，可以经过粪便排出体外，对人体没有毒性；误服了这种干燥剂，通常不会造成什么损害，也不需要做特殊处理。

▶ 5. 误服汽油、煤油

汽油和煤油都含有多种烃类，有较强的溶解脂肪和类脂质作用，会对神经系统造成负面影响，一旦发现孩子误服，就要立刻送医院治疗。

▶ 6. 误服老鼠药

老鼠药多含有香豆素类药物，会影响凝血功能，如果孩子误食，可能会大量出血，因此如果发现孩子误食老鼠药，应当立刻催吐并服用大量牛奶或蛋清，并立刻送往医院。

▶ 7. 误服杀虫剂

家里常见的杀虫剂有电蚊香液和蟑螂药。电蚊香液的主要有效成分是菊酯，蟑螂药的种类很多，可能含有有机磷、氨基甲酸酯、菊酯或有机氟等。无论是哪种杀虫剂，一旦发现孩子误食，就要立刻进行催吐，也可以服用大量牛奶或蛋清，以减少吸收，然后立刻送医院治疗。

▶ 8. 误服体温计水银

体温计内的水银一旦与体内含巯基的酶和蛋白质结合起来，就会对它们的活性造成影响，干扰细胞正常代谢。发现孩子误服水银后，要在第一时间用清水漱口并催吐，同时服用大量牛奶或蛋清。另外，如果水银洒在地上，也要立刻清理干净，开窗通风，然后带孩子去医院处理。

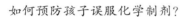

TIPS

如何预防孩子误服化学制剂？

（1）不要将消毒液放在饮料瓶中。

（2）有危险的物品要放在孩子触及不到的地方。

（3）分装瓶更要做好标识妥善存放。

彩虹医生说

发现孩子误服化学制剂，在急救之前，首先要弄清楚孩子误食了什么、误食了多少、多久之前误食的。询问孩子时，家长要保持冷静，让孩子自己说出吃下了什么，如果孩子无法表示清楚，家长就要仔细检查，看看孩子身边有什么化学制剂、数量减少了多少，尽量推算出误服的大概时间。

🌸 药物用不对，也会有伤害

一天，一位年轻妈妈抱着一个5岁男孩来到儿科。老人跟在后面，哭着说："医生，麻烦你快点救救我的外孙啊，他吃了很多罗通定药片，请你快点救救他啊。"这时候，孩子神志昏迷，呼吸浅慢不规则，全身皮肤冰凉，四肢肌力低下。医生给孩子进行了生理盐水扩容、洗胃等治疗，并监测心率、呼吸、脉搏、血压……经过紧张而忙碌的抢救，4个小时后，男孩的病情才暂时平稳下来。

学龄前的儿童，特别是2～4岁的孩子，对各种事物都充满了好奇，什么东西都想摸摸碰碰，有时候会把药物当作小糖果吃到自己的肚子里。很多药品可以在关键时候缓解病情，但一旦被孩子误食，会给孩子带来巨大的危险。

孩子的身体尚未发育成熟，肝、肾的解毒功能比成年人要弱很多，误服大量成年人药物，后果不堪设想。如不及时进行处理，可能会危害到他们的生命安全。那么，如何应对这种情况？

≫ 1分钟先了解

在儿童急性中毒案例中，药物中毒占首位，患儿多数是1~6岁的孩子。这一年龄段的孩子，智力发育还不完善，有强烈的好奇心，喜欢口尝物品，喜欢模仿成年人的行为，大人看管不力，孩子就可能偷偷吃下大人的药物。

绝大部分的儿童药物中毒都发生在家里，导致中毒的原因有两点。

▶ （1）家长对药物保管不严，孩子误服。调查显示：70%的家长只有自己想起来时才会检查药品，有些人从来都不检查家中的药品；20%的家长平时会将成年人的药和儿童药混放在一起。

（2）有些家长会将成年人的药减量甚至按成年人剂量喂给孩子，或将数种同类药品混合喂给孩子，或自行给孩子增加药量，导致药物中毒。

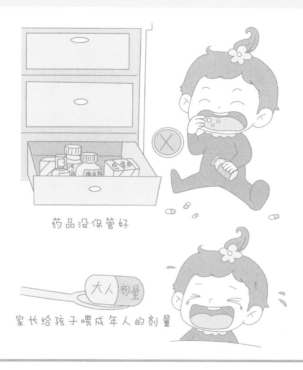

药品没保管好

大人剂量

家长给孩子喂成年人的剂量

关键时刻这样做

药物具有毒性，无论是处方药物还是非处方药物，只要服用剂量超过最大剂量，就可能发生急性中毒，严重时会有生命危险。遇到这种情况，家长一定要保持冷静，按下面的步骤来进行处理。

▶1. 弄清楚情况

明确孩子中毒后的具体表现，确定孩子服用了哪种药物、服用了多大的量、什么时候吃下去的。

▶ 2. 根据不同的药物进行处理

（1）如果孩子误服的是普通药物，且剂量不大，发现时只是刚吃到胃里，可以将指尖放在孩子舌根处进行刺激，使孩子呕吐，减少胃对药物的吸收，再让孩子多喝些凉开水，以稀释药物，通过尿液将药物排出。为防止发生意外，进行处理后仍然要将孩子送医治疗。

（2）如果孩子服用的是大剂量且具有副作用的毒性药物，要立刻送到医院治疗，以免延误救治时机。

（3）如果孩子误服腐蚀性、刺激性较强的药物，家长发现后，要立刻拿出蛋清、牛奶等让孩子喝下，然后尽快送医。

▶ 3. 送医治疗

将孩子的排泄物或呕吐物保留好，到医院后，交给医生进行检测，以进行针对性的救治。

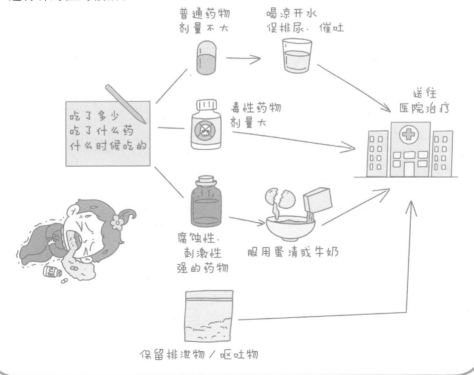

（1）把所有的药品放到孩子接触不到的地方。

（2）将药品进行归类，将孩子和大人的药区分开，避免错服。

（3）用药前先看一下有效期，不要服用过期药。

（4）认真阅读药品说明书或遵循医嘱，严格按照剂量来给孩子喂药，不能凭经验服药。同时，按规定的时间间隔用药。

彩虹医生说

用药容易犯的错误，家长需要避免。

1. 不要用药预防疾病

为了防止孩子感冒，有些家长会给孩子喝药预防或喷些口腔消毒液，这些方法都是错误的，会影响孩子的健康。感冒、流感都没法通过吃药来预防，而药物可能还会反过来损害身体器官，因此不要给孩子随便吃药预防疾病。

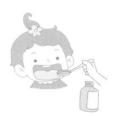

2. 不要给孩子服用成年人的药

一些家长会根据自己的服药经验来判定哪种药有效，孩子生病时就会给他们服用，有时还会把药掰开，让孩子服用半颗药，这样既不科学，也可能造成危险。儿童的药物用量、剂型都和成年人的药不一样，这是因为儿童身体代谢和成年人不同。因此，最好给孩子服用儿童药，儿童药通常口味也比较好，用儿童药，更容易让孩子把药服下。

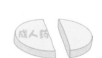

3. 不要把药说成"糖"

为了让孩子吃药，有些家长会把药说成"糖"。刚开始吃药时，孩子可能愿意吃，但也会带来严重后果：孩子偶尔拿到一瓶药，也许会把这瓶药当作"糖"一次吃掉。尤其是孩子的药物经常是水果香味，更会导致孩子误服。

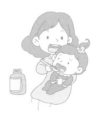

伤肝又损脑，酒精要远离

不久前，闫女士带着3岁的儿子回家看望父母。家族聚会时，闫女士的大伯看孩子乖巧可爱，就抱过去哄了一会儿。

吃饭时，孩子看大伯喝着杯里白酒，好奇地用小手去端酒杯。大伯看到这一幕，高兴地说："不愧是我们家孩子，这么小就想喝酒！"说着，便用筷子蘸了几滴酒，喂给孩子。孩子喝酒后，整张小脸都变得皱巴巴的，把全桌人都逗乐了。大伯觉得好玩，便多次给孩子喂白酒。

等闫女士忙完手里的活儿，孩子已经喝得小脸通红了。闫女士有点儿不高兴，大伯解释说："家里的孩子小时候都这么喂过酒，没事儿，睡一觉就好。"闫女士不好意思对长辈发火，把儿子放在卧室小床上休息，自己出去吃饭。

闫女士每隔十几分钟就会进房间看看，发现孩子丝毫没有醒来的迹象，脸色也越来越不好，身体甚至还开始抽搐。闫女士立刻带孩子去了最近的医院，经医生诊断，确诊孩子酒精中毒，在第一时间进行了急救，孩子转危为安。

大人过度饮酒，身体也会吃不消，更何况是稚嫩的孩子。孩子年龄小，代谢系统和脏器都还没有发育完全，即使只是接触一点儿的酒精，都可能给他们带来很大的伤害。那么，孩子酒精中毒时，应该怎么办呢？

》》 1分钟先了解

酒的主要成分是酒精，也就是乙醇。酒精进入人体后，经肝脏转化为乙醛，再变成乙酸排出体外。有些人之所以酒量好，就是体内有能分解乙醇和乙醛的酶。而在我国，大部分人都缺乏这种特定的分解酶，缺乏分解乙醛的酶的人尤其多，而乙醛会造成多个器官的损伤，其中，肝脏和神经首当其冲。

▶ **1. 肝脏损伤**

　　一次性摄入太多酒精，就可能造成急性肝细胞受损。孩子的肝脏尚未发育完全，比成年人更易受损，且受损后更容易出现危险的状况，严重时，甚至会陷入昏迷。即使某一次喝酒没有对孩子造成明显的危害，长期让孩子接触酒精，仍然可能导致肝细胞变性，造成慢性的、不可逆的肝脏损害。

▶ **2. 神经受损**

　　酒精会对孩子的神经造成影响，这种伤害是永久性、不可逆的。很多孩子在喝酒后变得晕乎乎的，大人们觉得可爱，殊不知这是孩子的神经系统被伤害的表现。长期接触酒精，会让孩子的智力严重受损，父母们"望子成龙、望女成凤"的愿望可就要落空了。

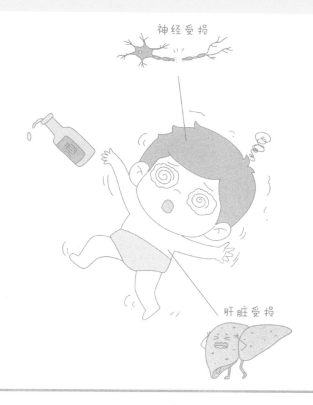

神经受损

肝脏受损

（1）如果孩子症状不严重，意识尚清醒，可以设法使孩子吐出胃内残存的酒。可以用手指刺激孩子的舌根催吐。

（2）如果孩子症状较严重，甚至已经进入昏睡，则应将其头部偏向一侧或让其侧卧，以免呕吐时将食物吸入气管而导致窒息。

（3）定时观察呼吸状况。正常人的呼吸是均匀的，每分钟16~20次，儿童要更快一些。如果孩子的呼吸减慢或不规则，或出现抽搐、大小便失禁等反常情况，就应立刻拨打120呼救电话，送孩子到医院接受治疗。

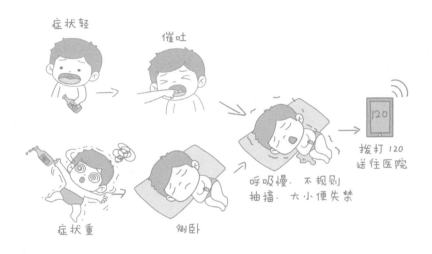

TIPS

孩子发热时，有些家长会用稀释的酒精帮孩子擦身。但是，即使是很低的浓度，全身擦浴用到的酒精量依然很大。因此，在任何时候都不建议进行酒精擦浴，如果孩子发热了，可以用温水代替酒精对孩子进行全身擦浴，退热的效果也很好。

彩虹医生说

除了众所周知的白酒、红酒、啤酒等酒类含有酒精，在日常生活中，有些东西也可能"藏"有酒精。

1. 食物类

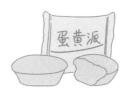

（1）蛋黄派。蛋黄派没有蛋黄，却含有食用酒精。有检测数据显示，食用一枚蛋黄派后，血液中的酒精含量为150mg/100ml，这几乎是醉酒状态的两倍。草莓派、巧克力派、瑞士卷等同样如此。

（2）酒心巧克力。多数孩子都喜欢吃巧克力，但有"酒心"的巧克力配料里就含有酒精，不适合孩子食用。

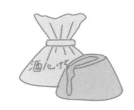

（3）月子酒。月子里，有些妈妈会喝月子酒。但这种酒即使加热，酒精浓度也依然很高。喝了月子酒，酒精就会通过母乳被孩子摄入，因此，月子酒还是不喝为好。

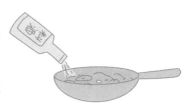

（4）用酒加工过或是酒作为配料的菜肴。酒类用于烹饪，普通的烹饪时间，很难让酒精挥发完全。所以，在做菜时，尽量不要放料酒，带孩子外出就餐也要注意避开用酒处理的食物。

2. 药物类

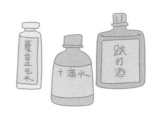

含酒精的药品有藿香正气水、十滴水、外用的各种酊剂、流浸膏剂、跌打药酒等，这类药物尽量不要给孩子用，可用不含酒精的其他剂型替代。

● 隔夜食物别吃！小心"背刺"

奶奶比较节俭，平时吃剩的饭菜舍不得丢掉，都会在第二天重新温一遍。如果第二天还吃不完，就会放到第三天的炒菜锅里。家人跟她说了多次不要吃剩菜，但她依然不听。

奶奶看到孙子喜欢吃蘑菇，几乎每隔一天都会炒个蘑菇。这天，孩子吃完饭后，就开始叫肚子疼。开始时，父母以为孩子只是吃多了或者得了肠炎，就让孩子吃了几片健胃消食片。可是，情况非但没有好转，孩子的疼痛感还越发强烈。最后，父母将孩子带去了医院，诊断为食物中毒。

原来，孩子是因为吃了隔夜的蘑菇，导致亚硝酸盐中毒。不论是野生的还是人工栽培的蘑菇，都会在存放的过程中产生很多亚硝酸盐。如果放的时间太久，最好扔掉，否则就可能亚硝酸盐中毒。为了节省，而让家人中毒，就有些得不偿失了。

孩子食用污染的食物后，如果出现恶心、剧烈呕吐、腹痛腹泻等症状，很快就会出现脱水和血压下降而致休克。因此，发现食物中毒后，要及早进行救治。一旦发现孩子出现了食物中毒的症状，家长就要采取积极有效的方法进行救治，以免对孩子的健康造成损伤。

>> 1分钟先了解

食物中毒一般多发生在夏秋季，儿童发病率较高，通常都是由细菌污染食物而引起，以急性胃肠炎为主要表现。此外，孩子的消化能力比较弱，进食了霉变食物或带有轻微毒性的食物，都可能引发食物中毒，出现恶心、呕吐、腹痛、腹泻等症状。

如果怀疑孩子食物中毒，就应及时进行急救。具体的急救步骤如下：

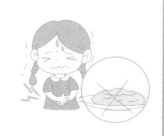

首先，判断孩子究竟是不是食物中毒。一般来说，孩子食物中毒后，会感到腹胀、腹痛，可能发生急性腹泻，还可能出现恶心、呕吐等症状。

▶ 1. 立刻停止进食可疑食物

家长要立刻阻止孩子继续食用疑似引起食物中毒的食物。

刺激喉咙

▶ 2. 家庭急救

如果发现孩子食用可疑食物的时间不超过 4 个小时，且未出现呕吐，则家长可以用催吐的方式进行解救。具体方法是：家长用手指来刺激孩子舌根，使孩子胃里残留的食物吐出，以防毒素被进一步吸收，加重病情。

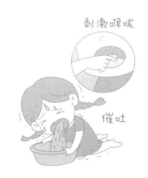

催吐

如果孩子进食已超过 4 个小时，此时绝大部分食物已进入肠道，再催吐意义就不大了。此时，要让孩子多喝水，以稀释毒素，促进毒素排出。

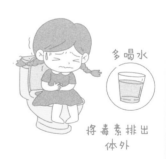

多喝水

将毒素排出
体外

家长应关注孩子的情况，如果孩子出现呕吐、腹泻，不应服用止吐药和止泻药，此时的呕吐、腹泻有利于快速将毒素排出体外。如果腹泻、呕吐次数较多，要注意补充水和电解质，可以让孩子喝点淡盐水，以预防脱水。

在进行处理后，仍然应当带孩子去医院就诊，防止发生意外，家长要妥善保存好疑似造成中毒的食物，以便医生之后进行分析处理。

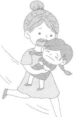

送医院就诊

彩虹医生说

食物中毒可由不同的原因导致，以下是几种常见的中毒原因。

1. 肉毒中毒

肉毒即是肉毒杆菌产生的毒素。肉毒杆菌喜爱肉制品，如腌肉、肉类罐头等，如果灭菌不彻底，就可能出现肉毒中毒，这种毒素不怕高温，即使将被污染的食物煮熟，也仍然可能会中毒。肉毒中毒者会有头晕、头痛、恶心、呕吐等症状，还会出现视力模糊、复视、眼睑下垂、睁眼困难、吞咽困难、声音嘶哑等非胃肠道症状，中毒严重者可能死亡。

2. 副溶血性弧菌感染

副溶血性弧菌多见于海产品，如果在食用海鱼、海蟹等海产品时未彻底煮熟，或是食用了其他被感染的食物，就可能发生食物中毒。这种中毒发病急，发热不高，也会伴有呕吐、腹痛、腹泻等症状，多数都能在一周内恢复。

3. 沙门氏菌感染

食用了被沙门氏菌污染的肉、蛋和水产品，特别是病死的牲畜肉，就会引起中毒。这种中毒会引发高热、恶心、呕吐、腹痛、腹泻水样便等症状，重者还会出现抽搐和昏迷等问题，抢救不及时，可能导致死亡。

4. 葡萄球菌肠毒素中毒

这种毒素是由金黄色葡萄球菌产生，食用被细菌污染的奶制品、肉制品、剩饭等，就会导致中毒。由于毒素本身十分耐热，因此食物如果被污染，即使加热后再食用也可能中毒。这种中毒会伴随有恶心、呕吐、腹痛、腹泻等症状，呕吐也比较严重。

附录 家用医疗箱必备物品清单

物品名称	物品介绍
冰袋	冰袋可以用于高烧降温、消炎止痛、冷敷美容、牙龈出血、蚊虫叮咬、运动意外碰伤、扭伤、摔伤等。将冰袋放到淤青、肌肉拉伤或关节扭伤的部位，可以收缩微血管，帮助减少肿胀
酒精棉球	酒精棉球由经过灭菌处理的脱脂棉球吸取医用酒精制作而成，可以用来进行皮肤消毒，防止感染。急救前，可以用消毒棉球给双手或钳子等工具消毒。日常生活中可以购买便携式独立包装，不仅方便携带，还方便保存
0.9% 的生理盐水	生理盐水可以用来清洗伤口。基于卫生要求，最好选择独立的小包装或中型瓶装。需要注意的是，开封后用剩的应该扔掉，不要再放进急救箱。可以用未开封的蒸馏水或矿泉水代替本品冲洗伤口
棉签	棉签是卫生用品，主要用于医疗、家用、卫生化妆、婴儿护理、美容、清洁精密仪器清洗等。棉签触感细腻，不添加荧光增白剂，可以用来擦拭面积小的伤口
三角巾	三角巾又叫三角绷带，用途很多，可以承托受伤的上肢、固定敷料或骨折处等。如果家里没有三角巾，可以自己在家制作。具体方法为：用一米见方的布，从对角线剪开即成
胶布	胶布可以用来粘贴东西或起到固定的作用
圆头剪刀和钳子	圆头剪刀比较安全，可以用来剪开胶布或绷带；必要时，也可用来剪开衣物。钳子既可以代替双手持敷料，又可以钳去伤口上的污物

物品 名称	物品介绍
消毒纱布	消毒纱布可以用来覆盖伤口。它既不会像棉花一样将棉丝留在伤口上，移开时也不会牵动伤口
手套、 口罩	手套和口罩可以隔离对创面的污染，防止施救者被感染。需要提醒的是，佩戴手套和口罩前后必须洗手，佩戴一次以后要立刻更换
绷带	绷带具有弹性，可以用来包扎伤口，不妨碍血液循环。2寸的适合手部，3寸的适合腿部
手电筒	如果施救环境较暗，施救时，可以用手电筒照明；如果病人晕倒，可以用手电筒测试瞳孔反应
安全扣针	安全扣针可以用来固定三角巾或绷带
创可贴	创可贴可以止血、保护伤口
保鲜纸	保鲜纸不会紧贴伤口，可以用来包裹烧伤和烫伤等部位
袋装面罩或人工呼吸膜	施以人工呼吸时，戴上这种面罩，可以有效防止交叉感染
体温计	体温计主要用来测量人体体温，常见的有水银温度计、电子温度计、耳温体温计、额温体温计、多功能红外体温计等